U0297447

图解哺乳期中医母婴养护系列

乳汁不足

杨振杰 ◎编著

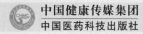

中国健康传媒集团
中国医药科技出版社

内 容 提 要

本书为丛书之一，针对产后乳汁不足的防治问题进行详细解说。本书图文并茂，文字通俗易懂，综合采用乳房按摩、穴位刺激、中药内服、情绪调节等方法改善产后泌乳问题，帮助妈妈们实现高质量母乳喂养，易学易用。且于正文后，针对产妇常见疑问，以"小贴士"给予解答，形式新颖。

本书适合没有医学知识背景的新手爸妈们、临床护理人员及家政服务人员参阅。

图书在版编目（CIP）数据

乳汁不足 / 杨振杰编著 . — 北京：中国医药科技出版社，2021.11
（图解哺乳期中医母婴养护系列）
ISBN 978–7–5214–2742–4

Ⅰ . ①乳… Ⅱ . ①杨… Ⅲ . ①泌乳障碍–诊疗–图解 Ⅳ . ① R655.8–64

中国版本图书馆 CIP 数据核字（2021）第 222492 号

美术编辑 陈君杞
版式设计 也 在

出版 **中国健康传媒集团** | 中国医药科技出版社
地址 北京市海淀区文慧园北路甲 22 号
邮编 100082
电话 发行：010-62227427 邮购：010-62236938
网址 www.cmstp.com
规格 710×1000mm $^1/_{16}$
印张 6 $^3/_4$
字数 100 千字
版次 2021 年 11 月第 1 版
印次 2021 年 11 月第 1 次印刷
印刷 三河市万龙印装有限公司
经销 全国各地新华书店
书号 ISBN 978–7–5214–2742–4
定价 **25.00 元**

获取新书信息、投稿、为图书纠错，请扫码联系我们。

前言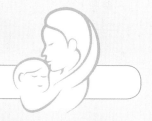

　　十月怀胎，一朝分娩，随着宝宝呱呱坠地，新手爸妈们进入了手忙脚乱的育儿过程。这是一段全新的生活体验，无论是爸妈，还是宝宝，都在不断接受考验。因此，产后哺乳期，对于全家人来说，都是一个不容忽视的关键时期。很多妈妈感慨，熬过了怀胎十月的辛苦，却熬不过哺乳期的各种身心折磨。

　　为了帮助新手爸妈们顺利、平稳地渡过哺乳期，尽情享受抚育子女的快乐，我们在临床不断收集、整理大家遇到的哺乳期难题，参考古今文献，并结合实践经验，将哺乳期常见妇儿疾病的防治方法汇集成册，以期对大家的幸福生活有所助益。

　　本套丛书共6册，分为"妈妈篇"和"宝宝篇"两部分，其中"妈妈篇"4册，包含哺乳期乳汁淤积、急性乳腺炎、乳汁不足、乳头异常及产后养护等主题；"宝宝篇"2册，包含婴儿生长发育与按摩保健，及常见疾病的按摩调理。

　　我们致力于将本套丛书打造为"字典式图书"，读者根据需求检索目录，即可快速了解相关病症的临床表现、辨证分型、按摩调理取穴与方法等。更重要的是，在各个疾病的诊治方法之外，我们还重点强调了衣、食、住、行等生活调护，体现"上工治未病"的预防为主、医养结合的理念。

　　总之，本套丛书的出版，不仅能够帮助新手爸妈们和护理人员系统了解哺乳期妇儿养护知识，还能帮助学习、掌握简单的诊治方法，从容应对哺乳期的各种突发状况。因此，我们尝试将专业知识通俗化，将艰涩的文字图示化，并分享大量临床典型病例，目的就是让没有医学知识储备的家长们也能轻松掌握，解决简单的哺乳期常见问题。

感谢"山东大学医养健康产业项目"及"山东大学教育教学改革研究项目"对丛书撰写与出版的资助，感谢中国医药科技出版社对出版的大力支持。

杨振杰

2021 年 5 月

编写说明

　　母乳喂养是全球公认的最佳喂养方式，它除了能维持宝宝日常所需热量及营养外，还对促进宝宝骨骼生长、神经发育、免疫功能建立及抑制肠道病菌增殖有重要的作用。

　　然而，我国0～6月龄婴儿纯母乳喂养率不足三成，这远低于WHO母乳喂养指南的要求，其中约三分之一的妈妈是因为乳汁不足而无法实现纯母乳喂养。所以，我们应积极采取有效措施，解决哺乳期妈妈乳汁不足的问题。

　　关于产后乳汁不足，西医学目前尚无标准化治疗方案，而中医学则有其专长，常采用针灸、按摩、耳穴、中药方剂内服、外用药物敷贴及药膳食疗等方法，多能取得显著疗效。我们在临床大量尝试联合使用多种中医学治疗方法，根据哺乳期妈妈的体质特征，给予相应处理，收效显著。

　　长期的临床实践告诉我们，产后乳汁不足是由母婴双方多种不利因素共同作用所致，是生物－心理－社会医学模式在母乳喂养方面的具体体现。因此，本书除介绍乳腺疏通按摩增强泌乳的作用外，还强调了生活方式对泌乳的影响，从衣、食、住、行及情绪调节等多方面对乳汁正常分泌、排出进行有效干预，实现多种方式联合应用的中医健康管理。

　　本书就哺乳期乳汁不足问题进行详细解说，因疾病的相互联系与转化，本书内容又与丛书中的其他单本相互关联，例如乳汁不足除了由乳腺分泌能力不足导致外，还可能与乳汁淤积在乳腺管内，或乳头异常而不能顺利排乳有关，又可能是因宝宝不能有效吸吮乳房，出现短期或永久的泌乳障碍。因此，本套丛书内容看似一分为六，实则六合为一，需要大家全面了解，相互参照，本书编写目的就是帮助哺乳期的妈妈快乐哺乳，让宝宝健康长大。

杨振杰

2021 年 5 月

目录

母乳喂养
益处多

乳汁产生
的秘密

乳汁不足的
原因
及解决办法

母乳喂养益处多

一、母乳对宝宝的益处

❶ 母乳是妈妈提供给宝宝的天然食物

有研究表明，母乳中含有 100 多种营养成分，是其他任何食物所无法比拟的。其中有些营养成分是牛乳等其他乳品也不具备的。尤其是初乳，因其所含蛋白质较多，而脂肪及糖含量较低，且有大量的免疫因子，故对宝宝的免疫系统建立有重要的作用。营养良好的妈妈，其母乳能够满足 0~6 个月宝宝的全部生长需求。

健康妈妈的母乳中含有其他任何食物都无可比拟的营养和免疫成分：

（1）蛋白质

母乳中蛋白质主要由酪蛋白和乳白蛋白组成，其中酪蛋白提供氨基酸和无机磷，而占总蛋白 2/3 的乳白蛋白则由 α- 乳白蛋白、乳铁蛋白、溶菌酶、白蛋白组成，富含必需氨基酸。母乳中的蛋白质营养价值高，在胃内形成的凝块小，容易被消化吸收。

（2）碳水化合物

6 个月以内宝宝的主要热量来源就是母乳中所含的碳水化合物，母乳中乳糖的含量较牛乳要低，但这是与宝宝的需求相适应的。

（3）脂肪

母乳中的脂肪以细颗粒的形式存在，其中较易吸收的油酸酯含量是牛乳中的 2 倍，而挥发性链脂则比牛乳少 7 倍，易于宝宝消化吸收。

（4）维生素

妈妈的营养状况良好时，母乳中维生素种类丰富且含量充足，包括多量的维生素 A、维生素 C、维生素 E 等，而 B 族维生素及维生素 K、叶酸等虽含量较少，但恰好满足宝宝的生长需要。

（5）矿物质

母乳中的钙、磷含量比例较牛乳更适于宝宝吸收，而铁的吸收率又明显高于牛乳，锌的生物利用率及吸收率均较高。

（6）免疫物质

母乳中含有多种有利于增强宝宝免疫功能且能对抗细菌、病毒、真菌感染的营养物质，可以大大地降低新生宝宝患感染性疾病的概率。主要的免疫物质有各种免疫球蛋白、免疫活性细胞等。

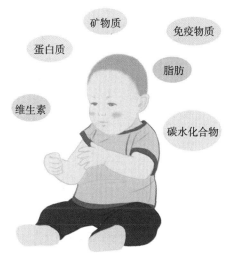

母乳成分

 小贴士

有研究表明，母乳是宝宝最好的食物，尤其是宝贵的初乳。初乳中含有丰富的蛋白质和免疫物质，而含糖量较低，脂肪较少，非常易于新生宝宝的消化吸收，并能增强宝宝的免疫力。而且初乳具有缓泻作用，能够帮助宝宝尽快排净胎便，尽早消除黄疸。此外，母乳的营养完整而丰富，且成分会随宝宝周数改变，可以完全提供6个月以内宝宝的需求。母乳乳清蛋白可避免宝宝胃肠过敏，DHA及AA对脑部发育十分重要。母乳含有的铁、钙较易被宝宝吸收。

人乳与牛乳的主要营养成分对比

	人乳	牛乳
蛋白质	酪蛋白与乳白蛋白比例约为4：6，遇到胃酸后形成凝块小，利于消化吸收	酪蛋白与乳白蛋白比例约为8：2，遇到胃酸后形成凝块大，不易消化

续表

	人乳	牛乳
氨基酸	富含必需氨基酸,如丰富的牛磺酸,能促进大脑发育,对神经传导、视觉完善及钙的吸收有良好作用	人乳的 1/30~1/10
脂肪	脂肪的数量和种类比牛乳高,以细颗粒形式存在,且含各种消化酶,有助于脂肪消化。富含必需脂肪酸和亚麻酸及其衍生物 DHA,对宝宝发育至关重要。胆固醇含量高	脂肪含量高,易于宝宝吃饱,但缺乏必需脂肪酸,且无脂肪酶,不易消化。胆固醇含量低
乳糖	较牛乳乳糖含量低,主要以乙型乳糖为主,间接抑制大肠杆菌生长	乳糖含量高,甲型乳糖为主,间接促进大肠杆菌生长
矿物质	钙磷比适宜,适合宝宝吸收。铁少量易吸收。锌含量低但生物利用度高	钙磷比 1:2,宝宝不易吸收。铁少量,不能很好吸收
微量元素	富含维生素 A、维生素 C、维生素 E,且吸收率较高,B 族维生素含量少,但能满足宝宝生理需求	不及母乳丰富,维生素 A、维生素 C 不足
抗体	母乳特有成分,在宝宝的免疫系统未发育完全时,可以抵御疾病和抗过敏	有抗体,但更适于本种系动物
水分	足够	需要补充

❷ 母乳不只是食物,也是"药物"

享受不到母乳的喂养,宝宝会缺乏某些身体必需的营养元素,尤其是在出生后的头几天,如果宝宝不能得到珍贵的母乳,就可能丧失获得生命最初的极其宝贵的免疫力的机会。而且,母乳还有促进排净胎便、尽早消除黄疸的作用,如果没有母乳,或母乳不足,这些作用自然无法发挥。

联合国儿童基金会的调查报告显示,人工喂养的宝宝与母乳喂养的宝宝相比,感染性疾病的发生率和病死率均高出 2~3 倍。据美国著名科普杂志《New Scientist》报道,母乳除在喂养时对宝宝身体各部位产生益处,更能降低宝宝长大后患某些疾病的风险,具有长远效果。

科学研究表明，与没有进行母乳喂养或母乳喂养持续时间较短的宝宝相比，母乳喂养时间长的宝宝，感染性疾病的发生与死亡率均明显降低，智商更高。母乳中含有瘦素、脂联素等具有控制食欲作用的激素，可以调节宝宝的代谢，改善器官结构与功能，降低宝宝未来患肥胖及糖尿病等代谢类疾病的风险，为其一生奠定良好的健康基础。

母乳喂养可降低宝宝近期和长期疾病发生风险，呈现剂量反应关系，即食物中母乳所占比例越高，母乳喂养持续时间越长，则母乳的保护作用就越强。有研究指出，进行过母乳喂养的宝宝，其中耳炎的患病风险较母乳哺养时长随机组的宝宝降低 23%，如母乳喂养超过 3 个月，则能降低约 50% 中耳炎患病风险。母乳喂养时间不足 6 个月的宝宝，与纯母乳喂养 6 个月以上的宝宝相比，下呼吸道感染的患病风险增加 4 倍。

准妈妈们曾一度为了逃避生产过程的疼痛，而纷纷主动选择剖宫产。之后，随着大家生育知识的丰富，妈妈们又开始积极争取顺产。但是，当一部分决意顺产的妈妈因为各种原因而不得不顺转剖的时候，她们往往会很沮丧，觉得自己遭了"两茬罪"，还不如直接剖宫产。事实上，专家们普遍认为，顺转剖也是有意义的，宝宝虽然没经顺产出生，但经历了宫缩和产道挤压，这个挤压过程不仅可以迫使宝宝的胸部有节律地扩张与收缩，还能产生一些使肺泡更有弹力的物质，更有利于宝宝出生后的呼吸和耐缺氧能力。同时，产程中宝宝头部受到挤压，从而能刺激呼吸中枢，出生后容易激发啼哭，使宝宝发生呼吸窘迫综合征的概率降低。这和母乳喂养的道理一样，即使妈妈不能实现全母乳喂养宝宝，也要努力提高母乳在宝宝全部食物中所占的比例。

小贴士

母乳喂养与疾病的剂量反应关系

病症	降低患病风险 %	母乳喂养时长	备注	配方奶人工喂养增加风险	95% 可信区间
中耳炎	23	任意		0.77	0.64~0.91
	50	≥ 3~6 个月	纯母乳喂养	0.50	0.36~0.70
反复发作中耳炎	77	纯母乳喂养≥ 6 个月	与纯母乳喂养4~6 个月比较	1.95	1.06~3.59
上呼吸道感染	63	> 6 个月	纯母乳喂养	0.30	0.18~0.74
下呼吸道感染	72	≥ 4 个月	纯母乳喂养	0.28	0.14~0.54
	77	纯母乳喂养≥ 6 个月	与纯母乳喂养4~6 个月比较	4.27	1.27~14.35
哮喘	40	≥ 3 个月	有家族史	0.60	0.4~3.82
	26	≥ 3 个月	无家族史	0.74	0.6~0.92
毛细支气管炎	74	> 4 个月		0.26	0.074~0.9
坏死性小肠结肠炎	77	重症监护病房	未母乳喂养早产儿	0.23	0.51~0.94
过敏性皮炎	27	> 3 个月	有家族史	0.84	0.59~1.19
	42	> 3 个月	无阳性家族史	0.58	0.41~0.92
肠胃炎	64	任意		0.36	0.32~0.40
炎性肠病	31	任意		0.69	0.51~0.94
肥胖	24	任意		0.76	0.67~0.86
乳糜泻	52	> 2 个月	接触谷物蛋白	0.48	0.40~0.89
1 型糖尿病	30	> 3 个月		0.71	0.54~0.93
2 型糖尿病	40	任意		0.61	0.44~0.85
白血病 ALL	20	> 6 个月		0.80	0.71~0.91
白血病 AML	15	> 6 个月		0.85	0.73~0.98
新生儿猝死综合征	36	> 1 个月		0.64	0.57~0.81

注：数据参考 Ip S, Chung M, Raman G, et al. Breastfeeding and maternal and infant health outcomes in developed countries. Evid Rep Technol Assess, 2007.

母乳的防御作用与母乳所含成分的生物功能有关。如双歧因子能刺激乳酸杆菌生长，以产生有保护作用的有机酸；乳铁蛋白可与细菌竞争铁元素，干扰细菌增殖；低聚糖能干扰肠道细菌及毒素与上皮接触；IgA 可阻止病原体与上皮细胞结合，并中和细菌毒素等。

小贴士

大量研究表明，母乳中含有很多对抗细菌、病毒、真菌感染的免疫物质，对保障宝宝的身体健康意义重大。尤其是在初乳中，免疫物质含量很高，让宝宝充分吸吮初乳，可以帮助宝宝增强免疫力，使感染性疾病的发生率大大降低。

③ 母乳喂养有利于宝宝身心健康发展

在妈妈哺喂宝宝时，亲子间进行了密切的皮肤接触，妈妈对宝宝的呼唤，宝宝对妈妈声音的反应，眼神交流，吸吮乳汁的同时抚摸妈妈的乳房所产生的对妈妈的依恋，以及对哺乳环境的适应和周围物品的认知，无不起到加深亲子感情、促进宝宝认知发展的作用，使宝宝的身心均得到满足。

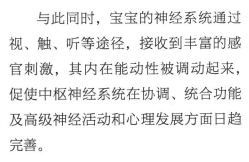

与此同时，宝宝的神经系统通过视、触、听等途径，接收到丰富的感官刺激，其内在能动性被调动起来，促使中枢神经系统在协调、统合功能及高级神经活动和心理发展方面日趋完善。

小贴士

　　有些妈妈会说，现在的配方奶粉品种这么多，没有母乳不要紧。但我要告诉各位妈妈，任何配方奶粉都不可能取代母乳。初生的宝宝脏器功能发育还不成熟，尤其难以耐受母乳之外的食物。而且，奶粉的质量参差不齐，甚至有些宝宝因为服用了不合格的奶粉而危及生命安全，比如"大头娃娃""结石宝宝"等。为保障宝宝健康，目前世界各国都在大力推行母乳喂养。

二、母乳喂养对妈妈的益处

1 哺乳能帮助妈妈身体恢复

　　随着宝宝降生，妈妈就要开始由怀孕到哺乳的任务转换。母乳喂养能赋予新妈妈们伟大的母性，促使这一转换过程平稳、顺畅。宝宝的吸吮，使妈妈体内产生催乳素、催产素，它们一方面可以引发喷乳反射，使乳汁流出，另一方面能促进子宫收缩，减少产后出血，使子宫尽快恢复到怀孕前的状态。

小贴士

　　新妈妈们在哺乳的时候，常常会感觉到肚子疼，这就是子宫收缩痛。通过哺乳加强宫缩，是很好的促进子宫复原的方法。有研究表明，哺乳妈妈的子宫复原比未哺乳妈妈更加迅速、彻底。

怀孕期间，准妈妈们体重明显增加，身体储存了很多脂肪，这些都是为产后哺乳所蓄积的能量。通过高质量的母乳喂养，妈妈体内多余的脂肪被消耗，不需要特意减肥便能达到瘦身的效果。曾经有一位产妇，听从我们的建议，在产后即开始清淡饮食、有效哺乳，一个月的时间就瘦了 10 斤，回到怀孕前的体重，而且奶水还十分充足。

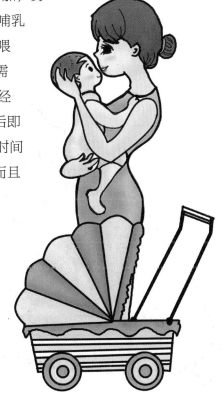

小贴士

在怀孕期间，妈妈们为保证自己和宝宝的营养供给，身体会自动发生某些代谢变化，如内脏脂肪的蓄积、甘油三酯水平升高、胰岛素抵抗等。产后母乳喂养能够加速代谢水平的恢复，而前面提到的"剂量反应关系"在这里同样适用。如果妈妈产后没有进行母乳喂养，代谢水平可能长时间保持在孕期的状态，妈妈发生代谢综合征的风险就会加大。

② 哺乳能使妈妈心情放松

大家可能会发现，无论妈妈平时性格是温婉还是急躁，只要开始哺乳，就会非常安静与慈祥；无论宝宝哭得多么剧烈，从含住乳头的那一刻起也

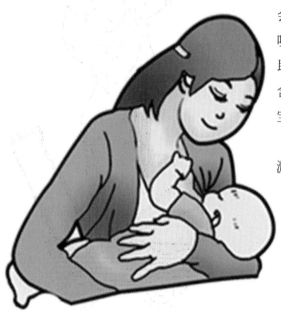

会停止哭闹。因为宝宝的吸吮动作能让妈妈体内分泌有助于放松的激素，而母乳中含有促进睡眠的物质，能让宝宝平静入睡。

当宝宝含住乳头，乳汁源源不断地进入宝宝身体，妈妈们会油然而生一种强大的自豪感，会感到身心愉悦，会沉醉于享受母亲这一角色。因此，哺乳还能在一定程度上避免新妈妈们出现产后抑郁。

③ 哺乳能降低妈妈未来患病风险

与未哺乳过的妈妈相比，经历哺乳过程后，妈妈的乳腺癌发病率会大大降低。有研究指出，母乳喂养时间每延长 6 个月，乳腺癌的患病率会降低约 5%。而经过母乳喂养的女宝宝，其成年后患乳腺癌的概率也要低于没有吃过母乳的女宝宝。

此外，哺乳还能防止女性卵巢癌、泌尿系感染和绝经后骨质疏松等疾病的发生，减少未来肥胖、高血压、心脏病的发病风险，并有效地延迟更年期的到来。

小贴士

　　很多妈妈担心哺乳会导致胸部下垂,因此拒绝哺乳,或整日忧心忡忡,其实这是一种错误的认识。有规律地使乳房充盈与排空,乳房组织的弹性始终保持良好,结束哺乳后,乳房也不会出现明显下垂。但是如果经常不能及时排乳,乳房长时间处于饱胀状态,或反复出现乳汁淤积、哺乳期急性乳腺炎,就很容易导致乳房组织弹性下降,乳房下垂。

　　当然,母乳不需特殊储存,随需随产随喂,温度适宜,不易变质,能省去各种奶瓶、奶嘴、奶粉等,避免造成消毒不彻底引起宝宝感染、腹泻,且经济实惠等因素,也是我们鼓励各位妈妈坚持母乳喂养的重要原因。

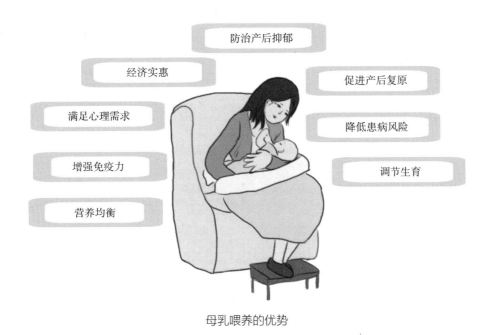

母乳喂养的优势

乳汁产生的秘密

一、乳房的解剖结构

① 乳房的外部结构

乳房位于胸前壁，在胸大肌和胸筋膜的表面，上起第2、3肋，下至第6、7肋，内侧至胸骨旁线，外侧可达腋中线。成年未妊娠女性的乳头平对第4肋间隙或第5肋。乳房的外部结构包括乳头、乳晕、乳房体3个部分。

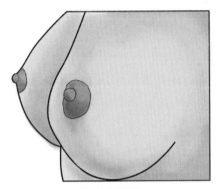

乳房外观图

小贴士

乳房的血液供应来自肋间动脉的分支和胸内动脉的分支，主要由乳房内动脉和侧胸动脉供应。乳房的淋巴管通向腋下淋巴结。乳房的神经来自第4、5、6肋间神经分支，分布于乳头和血管平滑肌的感觉神经纤维和交感神经纤维。乳头和乳晕的感觉神经丰富，且皮肤较薄弱，容易损伤，因此乳头皲裂时可引起剧痛。

（1）乳头

乳房的中心部位是乳头。乳头两侧对称，呈筒状或圆锥状，表面为粉红色或棕色，直径为0.8~1.5厘米，高出乳房1~2厘米，表面高低不平，其上有 4~18 个输乳管的开口，输乳管是乳汁外泄的通道。乳头由致密的结缔组织和环形排布的平滑肌组成，表面覆盖着很薄的复层鳞状角质上皮，当遇到外界刺激时，乳头可以勃起，这被称为立乳反射，有利于宝宝含吮。

　　根据乳头的外形，我们把除正常乳头之外的乳头分为以下几种：

扁平乳头　　　　乳头长度小于 0.5 厘米

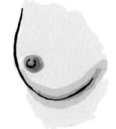

小乳头　　　乳头长度和直径都小于 0.5 厘米

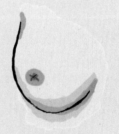

内陷乳头　　　乳头内陷在乳晕中无法凸出外部

大乳头　　　乳头直径大于 2.5 厘米

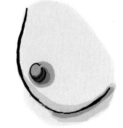

小贴士

除了大乳头外，其他 3 种乳头都需在孕期进行纠正，否则将影响日后哺乳。具体纠正方法在"妈妈篇"《乳头异常》中有详细介绍。

（2）乳晕

乳头周围有一颜色较深的环形区域，称为乳晕，呈玫瑰红色、褐色或深褐色。妊娠及哺乳期乳晕颜色加深，皮脂腺肥大呈结节状隆起，称之"蒙哥马利腺"，其分泌物具有保护皮肤、润滑乳头及宝宝口唇的作用。

小贴士

刚结束分娩的女性的乳晕腺会产生一些有气味的分泌物，有利于宝宝找到并吮吸妈妈的乳汁，并让妈妈哺育宝宝感觉更加舒适。蒙哥马利腺并不是孕、产妇专有的，在少数成年女性以及少女身上也会存在。

（3）乳房体

乳头、乳晕以下的呈半球状或圆锥形的部分是乳房体。对于正常体型的女性来说，乳房体一般位于第 2 到第 6 肋骨之间，内侧靠近胸骨旁，外侧到达腋前线、背阔肌前缘，上可达锁骨，下可达肋缘和腹直肌前鞘上端，其外上极形成乳腺的尾部伸向腋窝，犹如一个倒置的逗号。

乳房体由皮肤、乳腺及脂肪组织构成，乳房体的体积决定了乳房的大小。乳房上分布着丰富的血管、淋巴及神经，这些组织对乳房起到营养和新陈代谢的作用。成年未哺乳过的女性乳房紧张而富有弹性。

❷ 乳房的内部结构

乳房的内部结构主要包括乳腺体、乳腺导管、脂肪组织和纤维组织4部分。它们就像一串葡萄，每一个乳腺小叶就像一颗葡萄粒；葡萄的枝干就像乳腺导管；葡萄粒中的浆水通过枝干到达葡萄的蒂，这个蒂就像乳头，可以控制浆水的外泄。

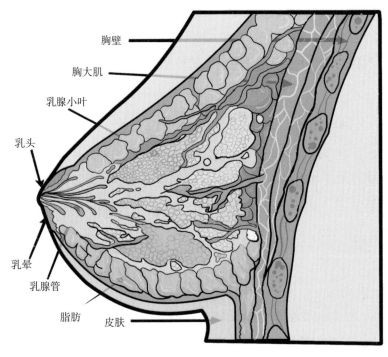

胸壁
胸大肌
乳腺小叶
乳头
乳晕
乳腺管
脂肪   皮肤

乳房内部结构

（1）乳腺体

乳腺体是乳房的主要内部结构，由15~20个乳腺叶组成，这些乳腺叶以乳头为中心，呈放射状排列。其中，每个乳腺叶又分成若干个乳腺小叶，每个小叶又由10~100个腺泡组成，这些腺泡紧密地排列在小乳管周围，并有开口与小乳管相连，就像一串葡萄一样，有分泌乳汁的作用。其中的任何一个乳腺小叶或腺泡由于各种原因出现堵塞，都会影响乳汁向外排泄。

（2）乳腺导管

又名输乳管，有输送乳汁的作用。多个小乳管汇集成小叶间乳管，多个小叶间乳管再汇集成一根整个腺叶的乳腺导管。每一个乳腺叶都有一条排泄管，任何小乳管、小叶间乳管、输乳管行经段的堵塞也会影响乳汁排泄。

（3）脂肪组织

乳房内的脂肪组织呈囊状包于乳腺周围，称为脂肪囊，乳房的大小主要由脂肪组织的多少决定。

（4）纤维组织

纤维组织向乳房深部发出许多小隔，如同房屋内的梁与墙一样，将乳腺分为 14~18 个乳腺叶，并与脂肪组织一起填充叶间空隙，对乳房体起固定和支撑的作用。纤维组织决定了乳房的外观是否挺拔，还使乳房有一定的活动度。

小贴士

在乳房深部，自胸筋膜发出结缔组织束穿过乳腺小叶之间，连于皮肤，我们叫它乳房悬韧带，或库柏韧带，它对乳腺有支持作用。当乳腺癌侵入此韧带时，结缔组织纤维束缩短，牵引皮肤向内形成凹陷，便形成乳腺癌早期常有的"橘皮征"。

小贴士

泌乳的多少与乳房的大小、形态没有直接关系，而与乳腺组织的多少成正比。所以，无论乳房外形发育得多好，一旦有分泌功能的腺体组织少，产生的乳量也不会多；相反，虽然乳房体积小，但有分泌功能的腺体组织很多，乳量也会足够。所以乳房小的妈妈们无需过度担心自己乳汁分泌不足。这个问题在后文中还会提到。

二、乳腺的静止期与活动期

女性的乳腺于青春期开始发育，其结构随年龄和生理状况的变化而异。根据乳腺是否具有分泌乳汁的功能，我们把它分为静止期乳腺和活动期乳腺。

（1）静止期

无分泌功能的乳腺，称静止期乳腺。静止期乳腺是指未孕女性的乳腺，其腺体不发达，仅见少量导管和小的腺泡，脂肪组织和结缔组织丰富，在排卵后，腺泡和导管略有增生。

（2）活动期

妊娠期及哺乳期的乳腺能分泌乳汁，称活动期乳腺。女性怀孕后，在雌激素和孕激素的作用下，乳腺的导管和腺泡迅速增生，腺泡增大，上皮细胞为单层柱状或立方细胞，结缔组织和脂肪组织相应减少。妊娠后期，

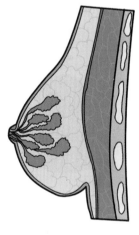

静止期

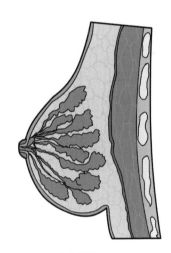

活动期

在垂体分泌的催乳激素影响下，腺泡开始分泌。哺乳期乳腺结构与妊娠期乳腺相似，但腺体发育更好，腺泡腔增大。腺泡处于不同的分泌时期，有的腺泡呈分泌前期，腺细胞呈高柱状；有的腺泡处于分泌后期，细胞呈立方形或扁平形，腺腔内充满乳汁，腺细胞内富含粗面内质网和线粒体等。呈分泌状态的腺细胞内有很多分泌颗粒和脂滴。

哺乳结束后，催乳激素水平下降，乳腺停止分泌，腺组织逐渐萎缩，结缔组织和脂肪组织增多，乳腺又转入静止期。

绝经后，女性身体内雌激素及孕激素水平下降，乳腺组织逐渐萎缩退化，脂肪也减少，乳房开始干瘪下垂。

三、乳汁的生成与分泌

乳腺分泌乳汁称为泌乳，授乳给宝宝称为哺乳。乳汁的生成、分泌与排出，是由各种激素作用于发育完善的乳腺引起的。

妊娠过程中，血液中雌激素、孕激素浓度增加，加上绒毛膜促性腺激素的共同作用，乳腺开始显著发育。分娩后，泌乳素、促肾上腺皮质激素、生长素等作用于发育后的乳腺，使乳腺细胞从血液中吸收水和养分，从而生成乳汁。

在催乳素的作用下，乳汁由乳腺中的腺泡细胞分

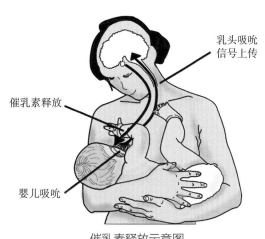

乳头吸吮信号上传

催乳素释放

婴儿吸吮

催乳素释放示意图

19

泌，之后则在催产素的帮助下排出。乳汁产生、排出的整个过程除了受体内多种激素水平的共同作用，还与哺乳期妈妈的营养状况及情绪有关，而宝宝的吸吮则是不可或缺的泌乳启动因子。

当宝宝吸吮妈妈的乳头时，刺激信号向上传达至妈妈的大脑中枢，经丘脑下部作用于脑垂体前叶，促进雌激素、孕激素、生长激素、甲状腺素、肾上腺皮质激素、胰岛素等多种激素分泌，同时释放催产素。催产素到达乳腺，可使乳腺腺泡细胞的肌上皮细胞收缩，从而促进排乳。

小贴士

很多宝妈为了让乳汁更充足，便开始"攒奶"。但是，若乳汁不能及时排出，淤积在乳房内，就会导致乳房内压力升高，可能会诱发下丘脑催乳素抑制因子的产生，从而抑制催乳素释放因子的作用，使乳汁分泌量减少，产奶量下降。而且乳汁淤积也是诱发哺乳期急性乳腺炎的原因之一。所以我们不建议妈妈们"攒奶"。

四、催乳素的作用

催乳素是含有 199 个氨基酸的蛋白质激素。它的化学结构与生长激素近似，故两者的作用有所交叉。催乳素平时在血浆中的含量很低，月经周期中无波动，但在妊娠期和哺乳期明显升高。

催乳素的生理作用主要表现为对乳腺和卵巢的作用。

1 对乳腺的作用

催乳素能促进乳腺发育，并引起和维持泌乳。女性青春期乳腺发育主要是受雌激素的作用，但其他激素如生长激素、孕激素、糖皮质激素及甲状腺激素也起协同作用。妊娠期间，催乳素、雌激素和孕激素等激素促进乳腺组织进一步发育，使乳腺具有分泌乳汁的能力，但因妊娠期血液中雌激素和孕激素浓度过高，与催乳素竞争乳腺细胞受体，故催乳素不能发挥泌乳作用，乳腺并不泌乳。分娩后，雌激素与孕激素水平大大降低，催乳素才发挥作用，启动和维持泌乳。

2 对卵巢的作用

催乳素有刺激卵泡黄体生成素受体生成的作用。小剂量对孕酮的合成起正向作用，大剂量则抑制其合成。

 小贴士

在应激情况下，如麻醉、剧烈运动、外科手术以及电休克时，血液中催乳素的浓度有不同程度增加，直至刺激停止数小时后才逐渐恢复正常水平。催乳素与生长激素、促肾上腺激素是应激反应中腺垂体分泌的三大激素。

催乳素的分泌受下丘脑催乳素释放因子（PRF）和催乳素释放抑制因子（PRIF）的双重调节。前者促进其分泌，后者抑制其分泌。平时以 PRIF 的抑制性影响为主。吸吮乳头或触摸乳房可反射性地引起催乳素分泌，这是一种神经内分泌反射，这一反射活动必须有下丘脑参与。

五、母乳的分期与成分变化

母乳的成分并不是一成不变的，它会因为产生的时间不同，妈妈的饮食、情绪变化等，发生不同的变化。

按照乳汁产生的时间先后顺序，我们把母乳分为 4 种：

（1）初乳

分娩后 7 天内分泌的乳汁为初乳。脑垂体中负责乳汁形成的催乳素在孕期就逐渐释放出来，当宝宝出生、胎盘娩出后，催乳素和催产素开始发挥作用，因此，分娩后的前几天，乳腺就会分泌出初乳。初乳是透明、黄色或淡黄色的，外观稀薄、发黏，产量少，但是质量好，营养高，有丰富的免疫球蛋白、维生素，尤其是维生素 A 和维生素 C，且脂肪和乳糖含量较少，更适合初生宝宝吸收。初乳中含有大量的生长因子，尤其是上皮因子，能促进新生宝宝胃肠道、肝脏及其他组织迅速发育成熟。初乳还有轻泻的作用，能促使胎便排出，帮助减轻新生宝宝的黄疸现象。

小贴士

因为催乳素在孕期就有少量释放，所以有些准妈妈在分娩前几周就会发现乳腺有乳汁分泌出来。但是多数妈妈还是在产后才产生乳汁的。

（2）过渡乳

分娩后 7~14 天分泌的乳汁称为过渡乳。这一时期，乳汁颜色逐渐变白，但奶量却不断增加，其成分中蛋白质含量逐渐减少，而脂肪、乳糖含量逐渐增加，是初乳向成熟乳过渡的标志。

分娩后第2~4天，乳汁分泌量开始增加，这种增加可能是缓慢的，也可能是突然的，妈妈们常常会有乳房饱胀的感觉，也有可能是灼热感、水流感、刺痛感，甚至有一位分娩后3天的妈妈自述出现了类似心绞痛的感觉。为了避免出现大量乳汁骤然聚集的情况，妈妈们一定尽早让宝宝吸吮，哪怕还没有胀感，也要让宝宝勤吸。

（3）成熟乳

分娩后14天~9个月分泌的乳汁称为成熟乳。成熟乳呈现白色，富含蛋白质等各种营养成分，且含量稳定。脂肪和乳糖含量最高，利于接受母乳喂养的宝宝快速成长。

（4）晚乳

产后10个月以后分泌的乳汁称为晚乳，晚乳期的奶量和晚乳中的营养成分逐渐减少，宝宝的饮食逐渐从全母乳向与成人相同的饮食结构转变。

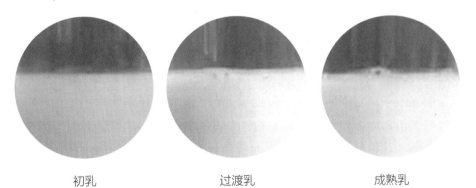

初乳　　　　　　　　　过渡乳　　　　　　　　　成熟乳

小贴士

　　母乳的产生与排泄受各种激素的调节。而激素的复杂调节作用容易被外界环境干扰，比如妈妈抑郁、焦虑、烦躁、缺乏自信等，会妨碍乳汁溢出反射，使乳汁无法正常流出，极易导致乳汁淤积、哺乳期急性乳腺炎、乳汁不足等各种乳腺疾病。

六、中医学的认识

　　乳房虽然是人体局部器官，但中医学认为其通过十二经脉和奇经八脉的纵横联系，与内在脏腑形成了一个有机的整体，并通过精、气、血、津、液的作用完成功能活动。乳房分泌乳汁是否旺盛，与脏腑、经络、气血等的生理功能是否协调密切相关。

　　经络是人体内气血运行的通道，沟通联络五脏六腑与四肢百骸，分布于全身。在经络中，乳房与肺、脾、胃、肾、心包、肝、胆、冲、任等经络有关，其中与肝、脾、胃的关系尤为密切，其次为冲、任二脉。手太阴肺经横出腋下；足太阴脾经络胃上膈，布于胸中；足阳明胃经之直者，从缺盆下而贯乳中；足少阴肾经上贯肝膈而与乳相连；手厥阴心包经循胸出胁，抵腋下；足厥阴肝经上膈，布胸胁绕乳头而行；足少阳胆经下胸中；冲、任脉均起于胞中，冲脉挟脐上行，至胸中而散，上行为乳，下行为经；任脉循腹里，上关元至胸中，主胞胎。这些经脉的通调和濡养作用，共同维持了乳房的正常生理功能。若经络闭阻不畅，冲任失调，则会导致多种乳房疾病的发生。

小贴士

古人说："乳为血化美如饴。"又说："欲子女强，仍宜乳，盖天之生人，食料也随之而生，故婴儿哺育，总以母乳为佳，每见儿女自乳者，身体较为强壮。"乳汁是妈妈的气血所化生，宝宝在胎中就被妈妈的气血养护，依赖脐带接收妈妈的气血滋养，出生后自然能很快适应气血所化生的母乳，靠吸吮乳汁获得营养物质，维持母子间的密切联系，这一点是代乳品所无法替代的。所以，我们就可以理解为什么准妈妈孕期没有月经，哺乳期大多数妈妈也没有月经，因为那些气血都用来产生乳汁，为宝宝储备的粮食来源了。

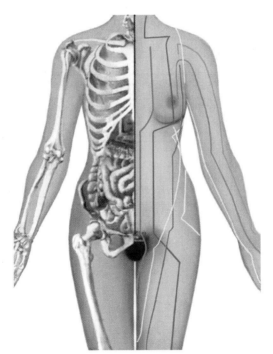

行经乳房的经脉线

——任脉　　　　　　——足少阴肾经　　　　——足阳明胃经
——足太阴脾经　　　　——足厥阴肝经　　　　——足少阳胆经
——手太阴肺经　　　　——手厥阴心包经　　　——手少阴心经

小贴士

　　中医学认为，女子乳头属肝，乳房属胃。意思就是，女性的乳头、乳晕像闸门一样，控制乳汁的排泄，其具有与肝主疏泄、条达相似的特征，受情绪影响；而乳房属胃，与饮食相关，五谷入于胃，在脾的运化下，化生气血，形成乳汁。因此，妈妈产后饮食均衡，营养丰富，即可产出足够的奶水；而心情舒畅则有利于乳汁顺利排出，二者缺一不可。

　　大多数的妈妈会顺利度过自己的哺乳期，享受哺育宝宝的乐趣。但仍有相当一部分妈妈，会因为各种各样的原因，在哺乳期内遭遇坎坷，如乳汁淤积、急性乳腺炎、乳汁不足、乳头内陷或扁平、乳头皲裂、产后抑郁等等，一旦处理不当，对妈妈和宝宝都会有不利的影响。为尽可能地让妈妈们少受疾病的折磨，我们将在本套丛书中的各分册中详细介绍哺乳期可能出现的各种疾病的防治知识。本书主要介绍乳汁不足（缺乳）的防治。

乳汁不足的原因及解决办法

　　产后乳汁不足，又称产后缺乳、产后乳汁不行，是指妈妈分娩后，乳汁分泌甚少，甚至无乳汁分泌，无法满足宝宝需求的产后病。本病多发生于产后半个月内，尤其是产后 2~3 天，也可发生于整个哺乳期。

　　乳汁不足的原因和表现各不相同：有的妈妈在开始哺乳时就乳汁不足，在之后的喂养过程中，乳汁虽然稍多，但仍不足以喂养宝宝；有的妈妈则自始至终全无乳汁，完全不能喂养宝宝；有的妈妈本来乳汁丰沛且排出通畅，但因大怒等不良情绪刺激，突然发生乳汁不足或全无。

　　随着社会经济的不断发展，人们生活、工作压力日益增大，许多人选择晚婚晚育，加之产妇自身因素如年龄、精神、情绪、营养状况及工作、生活状态影响，产后乳汁不足的发生率正在呈现上升趋势。

　　西医学研究认为，乳汁的分泌和排出是一个多因素、多激素、多反射的神经内分泌调节过程。雌激素、孕激素以及垂体催乳激素在乳汁的生成阶段发挥重要作用。宝宝频繁吸吮乳头及乳房排空是维持泌乳的重要刺激和正反馈因素。同时，产妇自身的生活习惯、性格特点、能量储备等，也对泌乳机制的

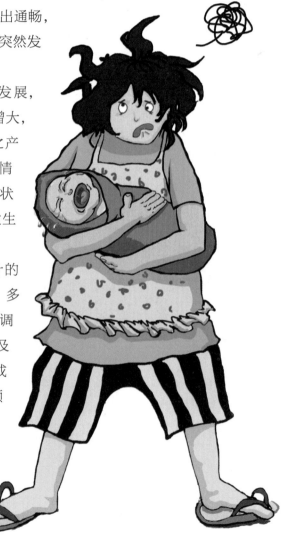

顺利运转产生重要的作用。目前，西医对于产后缺乳问题尚无标准化治疗方案。

> 乳汁不足是妈妈们放弃全母乳喂养的一大原因。据报道，我国0~6月龄婴儿纯母乳喂养率不足30%，产后缺乳的发生率达20%~30%。妊娠、分娩、哺乳是在激素调节下发生的一系列生理过程，任何一个环节出现故障都会影响妈妈和宝宝的身心健康，因此，除了要大力提倡母乳喂养外，更要重视对缺乳等哺乳期乳房疾病的预防和治疗。

一、原因

1 妈妈的原因

产后乳汁不足，可因妈妈们素体体虚，或产时失血较多，使气血亏虚而致乳汁化源不足；或因情志郁怒，气机不畅而乳汁运行受阻；或由哺乳方法不当等因素导致。

（1）缺乏母乳喂养经验

大多数妈妈都会担心自己的乳汁不够多，不足以满足宝宝的需求。对于初产妇来说，这种错误认知往往是由缺乏母乳喂养经验导致的。新妈妈们需要了解宝宝出生后最初几天的乳汁需求量，要掌握加快自己乳汁分泌的方法，努力让宝宝更好地吃到初乳。

二胎妈妈就不会出现上面说的情况了吗？不，二胎妈妈同样会缺乏母乳喂养经验。古人说"龙生九子，各有不同"，虽然是同父同母的兄弟姐妹，但他们的孕育、哺乳过程并不会完全相同，一胎时积累的经验未必适用于二胎宝宝。比如我的一位同事，她本身是产科护士，经历了多次胎停后再度怀孕，整个孕期都在休息、安胎，终于迎来健康的大宝，但产后乳汁产量始终不能满足大宝的需求，最后不得不混合喂养。而她的二胎孕育经历却出乎预料的平稳，不但坚持上班到临产前一天，还在二宝半岁之内实现了全母乳喂养，并把母乳喂养坚持到了二宝1岁。

（2）妈妈没有尽早哺乳

现在提倡妈妈产后与宝宝母婴同室，更加方便妈妈随时哺乳，增加宝宝吸吮次数。宝宝对妈妈乳头的吸吮刺激不但可使妈妈的垂体泌乳激素呈脉冲式释放，从而促进乳汁的产生，还使得垂体释放催产素，乳腺腺泡周围肌上皮细胞收缩喷出乳汁，有利于乳房的健康和子宫的复原。而对于出生1个月内的宝宝来说，按需喂养可使宝宝得到最珍贵的初乳，其中的有益菌和抗体对宝宝肠道菌群的稳定及免疫系统的建立有不可估量的作用。

有的新妈妈因为产后疲劳，或手术后伤口疼痛，或乳房尚未涨奶，或看到刚出生的宝宝正睡觉，而错过了让宝宝吸吮的好时机。此时不吸吮，就会导致妈妈大脑中枢无法接到泌乳需求，不能下发泌乳指令，乳房自然不会产生乳汁。或者，乳房已产生了大量乳汁，因为没有早期吸吮，使乳汁排泄的道路不通，发生乳汁淤积，也会表现为妈妈无奶可喂，宝宝无奶可吃。

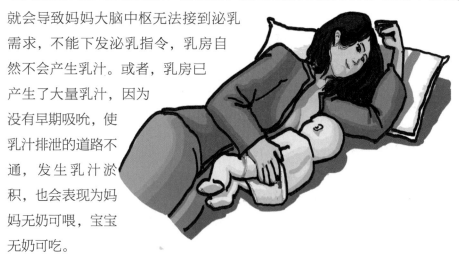

小贴士

　　新妈妈们要知道，乳汁是吸出来的，当妈妈们的乳头还没有发胀、变硬，而宝宝的吸吮欲望又很强烈时，宝宝便能很快学会吃奶。同时，宝宝的吸吮会刺激妈妈的乳头神经，促进泌乳素的分泌，并动员起妈妈们在孕期就已储备好的能量，产生更多的乳汁。

（3）哺乳频率低

　　乳房是智能器官，能根据需求决定产量。建议月子中的宝宝按需喂养，即"饿了就喂"。大概用1个月的时间，妈妈和宝宝就会形成比较稳定的喂养规律，白天间隔2小时左右喂养1次，晚上间隔3小时左右喂养1次。随着月龄增长，间隔的时间会更长，这样能让宝宝既吃得饱，又有充足的时间睡觉和玩耍，有利于宝宝成长。

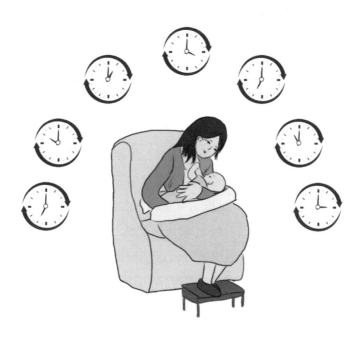

小贴士

很多时候，宝宝吃过母乳后仍然会哭闹，有时还能再喝几十毫升的奶粉，于是，妈妈们就会认为自己乳汁不足，并产生巨大的心理压力。其实，宝宝的哭闹常常与饥饿无关，我们说"有一种饿叫妈妈认为我饿"。对宝宝的过度担心，恰恰导致了宝宝的过度喂养，并加重了妈妈的心理负担。我常对我的病人们说，如果宝宝生下来不哭，你是不是要急死了？那么之后，怎么就不允许宝宝哭了呢？哭是宝宝的语言，是宝宝的情绪表达，是宝宝与外界的交流。千万不要把"哭"与"饿"画上等号！在"宝宝篇"《婴儿常见疾病的按摩调理》一书中，我们还会介绍"夜啼"等宝宝异常哭闹的防治方法。

（4）哺乳姿势不当

无论是坐着还是躺着哺乳，妈妈们都要选择舒适、放松的体位，妈妈或宝宝任何一方体位不适，都会影响哺乳的成功，产生乳汁不足的假象。在本章"日常养护"部分，我们会介绍几种常用的哺乳体位，但仅供妈妈们参考。我们认为，只要哺乳时妈妈和宝宝能感到舒适和放松，就是好的哺乳姿势。

（5）过早混合喂养或哺乳前喂养

在前面的介绍中，我们已经反复强调，牛奶和配方奶粉是无法与人乳相提并论的，所以，除非母乳实在不能满足宝宝的需要，或妈妈身患疾病不适合哺乳，否则不要过早、过量对宝宝进行混合喂养。

妈妈第一次哺乳前给宝宝喂食糖水或奶粉，称为"哺乳前喂养"。因为奶瓶的奶头比妈妈的乳头容易吸吮，且奶粉冲制的奶水比妈妈的奶水甜度高，故会导致新生儿产生"乳头错觉"，宝宝不再爱吃妈妈的奶，造成母乳喂养失败。而宝宝对母乳吸吮的减少会使妈妈产生自己奶水不足的错觉，造成心理压力，形成失落感和挫败感。所以，要尽量避免宝宝使用奶瓶，对于已经习惯奶瓶的宝宝，要尽快纠正，让其直接吸吮妈妈的乳头。

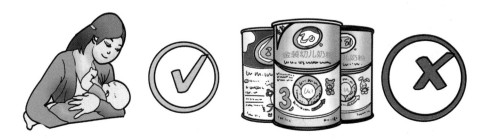

小贴士

　　联合国儿童基金会提出的母乳喂养新观念认为，母乳喂养的宝宝，在4个月内不必添加任何食物和饮料，包括水。但是，这是有前提的，那就是妈妈们必须有效摄入足够的水分，让母乳中的水含量足以满足宝宝对水的需求，才不用宝宝额外补水。

　　有的妈妈说，我已经按照医生的要求少量多次饮水了，但宝宝依然出现了上火的表现，是不是还是需要额外再给宝宝加水呢？我们仔细询问妈妈的喂养方式后发现，妈妈为了让宝宝吃到更稠的奶水，总是先用吸奶器把前奶排掉，再用后奶喂宝宝。在讲前奶、后奶的区别的时候，我们提到，前奶水分较充足。妈妈们把前奶都排掉，就等于只让宝宝吃干粮，而不给宝宝喝水。这种情况下，宝宝毫无疑问会缺水、上火、长眼屎、大便干。

　　（6）妈妈的精神状态及家庭成员对哺乳的态度

　　宝宝吸吮时，良性刺激通过乳头和乳晕上的感觉神经末梢，上传至脑垂体前叶，促使催产素释放，并引起乳汁从腺泡、小导管进入输乳导管和乳窦而喷出。如果妈妈焦虑、抑郁，这些不良情绪会抑制脑垂体分泌催产素，从而影响泌乳。

生养子女是十分耗费精力、体力的事情，在这个过程中，妈妈们完成了伟大的角色转变，但这一角色转变往往会使新妈妈的身心都经受巨大的考验。刚生产完，还没有完全适应这种混乱状态的妈妈，常因宝宝不能含住乳头，或吸吮过乳房后仍啼哭不止而被家人评价为奶水不够，从而产生负面情绪，出现产后失眠、抑郁、焦虑等症状，这些负面情绪会直接导致乳汁的生成和排出障碍。当妈妈们结束产假，重新进入工作岗位后，生活和工作压力会更加加剧负面情绪，通过大脑皮层影响垂体功能，抑制催乳素的释放而导致乳汁不足。

这时，家庭成员对待妈妈哺乳的态度会影响母乳喂养的效果和依从性。如果大家都在支持、鼓励妈妈，那么妈妈往往心情舒畅，产奶也就顺畅。反之，可想而知。曾经有一位妈妈在怀孕 9 个月的时候患了周围性面瘫，因为身体状态特殊，很多药物和治疗方法的应用都受限制，面部功能恢复速度缓慢。于是这位妈妈就开始讨厌自己的宝宝，直到宝宝出生，她也拒绝给宝宝喂奶，很快就没有乳汁了。

小贴士

有研究表明，对宝宝采用混合喂养的妈妈中，有80%是因为妈妈焦虑、自觉奶量不足而改变喂养方式的。

（7）高龄

高龄是影响产后泌乳的独立危险因素。有人对 431 例初产妇进行孕期及产后随访，发现妈妈年龄 ≥ 30 岁是泌乳启动延迟的独立危险因素，且妈妈年龄每增加5岁，则发生泌乳延迟的风险增加26%。高龄产妇发生泌乳延迟的风险增加的原因尚不明确，学界推测与高龄产妇体内某些激素水平下降、产后恢复较慢有关。

曾经有一位43岁的初产妈妈，产后母乳量很足，可以实现对宝宝全母乳喂养。但是在宝宝3个月的时候，妈妈不小心摔了一跤，导致胸椎压缩性骨折，康复速度缓慢，最终不得不停止哺乳。因为高龄妈妈体内储钙量原本就日渐减少，哺乳过程还将大量钙质给了宝宝，所以妈妈的骨折复原必然会受影响，并进一步影响母乳喂养，造成提前断奶。

（8）饮食不当

过度节食或过度补养都会伤害哺乳期妈妈及宝宝的身体健康。我们经常会见到一些妈妈因为产奶少而使劲进补，结果妈妈体重增加，而奶水依然不足，然后就进入"进补→发胖→奶水少→再进补→继续发胖→奶水更少"的怪圈。这些妈妈们不但乳汁产量少，还可能因为乳汁中油脂过多而导致乳腺堵塞，发生乳汁淤积，或哺乳期急性乳腺炎。

（9）妈妈的身体健康状况

妈妈身体健康是正常哺乳的基本条件。倘若妈妈患有妊娠期糖尿病且孕期血糖控制欠佳、孕早期暴露于应激生活事件、孕期增重过多、剖宫产、生产过程失血过多、贫血，或患有慢性消耗性疾病如肝炎、结核等，或服用利尿药、避孕药，或哺乳期怀孕、月经来潮等，均有可能导致乳汁分泌量减少。

小贴士

哺乳期的妈妈往往是没有月经的，但也有些妈妈产后 1 个月就有月经。那么，来了月经还能喂奶吗？这样的乳汁对宝宝的健康是不是有害？中医学认为，母乳是气血化生的，气血上行化为乳汁，下行变成经血。人的气血有限，所以月经期间乳汁量的确会少些，但经期过后乳汁又会多起来。而且妈妈们完全无须担忧，经期的乳汁一点也不会缺少营养。

如果妈妈患乳汁淤积或哺乳期急性乳腺炎等，有可能会使乳汁排出不畅，造成乳汁不足的假象。

曾经有一位产后 2 个月的妈妈因自觉乳汁不足来就诊。她觉得自己的乳房始终是软软的，从来没有涨奶的感觉，每次喂完奶后，宝宝还需要用奶瓶再吃 80~100 毫升奶粉。同时，妈妈在这 2 个月时间里出现了不下 10 次乳汁淤积，甚至有一次出现了高热的乳腺炎表现，这就是典型的因乳汁排出不畅造成的乳汁不足的假象。通过问询这位妈妈的日常饮食，发现她产后有吃钙片的习惯，目的是避免自己和宝宝缺钙。每当吃过钙片后就会出现乳汁排出不畅，且每次按摩疏通乳腺时都能从乳腺管内挤出针尖大小的白色颗粒，停止吃钙片后症状就会缓解。补钙的方式多种多样，通过合理饮食、适度运动、阳光照射，才能促进钙质被身体吸收、利用，避免成为身体的负担。

（10）乳头或乳腺发育不良

妈妈乳房和乳头的大小与形状、乳房是否有肿块、乳头是否有皲裂，都会影响宝宝对妈妈乳头的含接，进而影响乳汁的产生与排出。

只有很少一部分妈妈是真的因为乳腺导管发育不良而乳汁不足。曾经有位妈妈，乳房平坦，在使用各种方法催乳后，只哺乳到 2 个多月就彻底没有乳汁了，最后只能选择人工喂养宝宝。细问之下，才知道她的妈妈和姐姐也都是类似情况。另外一位妈妈曾经是模特，同样拥有平坦的乳房，但是乳汁却非常充足，宝宝一顿饭都吃不空。所以"太平公主"们不一定没有足够的奶水，但乳腺发育不良的"太平公主"哺乳的确是有困难，这种妈妈属于真的乳汁不足，需要借助奶粉等代乳品喂养宝宝。

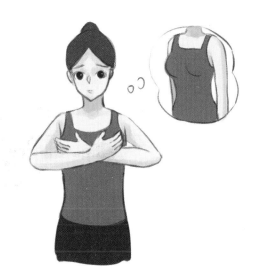

小贴士

临床上有个有趣的现象，有些妈妈胸前可见清晰的血管分布，像"蜘蛛侠"一样，这样的妈妈往往乳汁分泌旺盛，产量充足。

2 宝宝的原因

（1）生理性胃容量小

宝宝的生理性胃容量是很小的。宝宝出生后 3 天时，其胃容积大致与玻璃球一样大小，只需每次哺乳 7 毫升左右。之后，随着妈妈乳汁分泌量增加，宝宝的胃容量也随之增长，到 1 周时胃容积能达到乒乓球大小，每次需哺乳 30~60 毫升。加之新生宝宝胃壁较硬，弹性不足，所以是很容易填满的，若喂进过多的乳汁反而会导致宝宝吐乳。

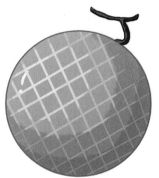

1~2 天	3~6 天	7 天 ~6 个月	6 个月 ~1 周岁	成人
7~13 毫升	30~60 毫升	60~90 毫升	90~480 毫升	900 毫升

不同年龄人的胃容量

（2）舌系带过短

舌系带是连接舌头与口腔底部的一层系膜，如果宝宝的舌系带过短，可能会造成吸吮乳房出现困难，无法吃到足够的母乳。

有些宝宝在出生后的常规查体中就能发现舌系带短，但有些宝宝症状表现不明显，直到2~3岁时出现语言表达障碍才被发现。尤其是舌系带短通常不会影响宝宝用奶瓶吸吮的能力，而只在吃母乳时存在障碍，所以，很多家长会认为宝宝不吃母乳是因为妈妈乳汁不足。

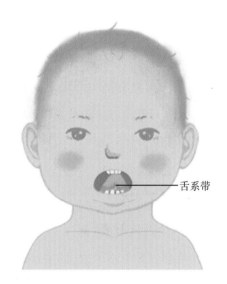

舌系带

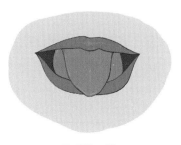 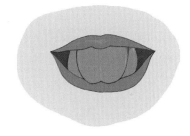

舌系带正常 　　　　　　　　　　　舌系带过短

（3）生理性厌食

一般来讲，宝宝的胃口不是一成不变的。宝宝本来胃口挺好，也没有任何症状，活动正常，但突然有一段时间不喜欢吃奶，或者吃奶的时候注意力不集中，很容易被其他事物吸引，有时还唧唧咕咕发出声音，我们称这种暂时的厌奶叫作"生理性厌食期"。这一现象多发生在4~5个月的宝宝身上，之后便会恢复正常。而在宝宝厌奶的这一段时间常常会造成妈妈奶水不够，所以宝宝不吃的误解。

（4）快速生长期需求增加

宝宝的快速生长期会出现母乳"供不应求"的现象。宝宝出生后2~3周、6周以及3个月左右时，是较为快速的生长阶段，为适应快速生长的需要，宝宝自然要增加母乳的摄入量。这是对妈妈乳汁产量的考验，此时常常出现乳汁相对不足，若添加其他替代食物，会加重缺乳。

 小贴士

《傅青主女科》曰："少壮之妇，于生产之后，或闻丈夫之嫌，或听翁姑之诤，遂致两乳胀满疼痛，乳汁不通，人以为阳明之火热也，谁知是肝气之郁结乎！夫阳明属胃，乃多气多血之府也。乳汁之化，原属阳明，然阳明属土，壮妇产后，虽云亡血，而阳明之气，实未尽衰，必得肝木之气以相通，始能化成乳汁，未可全责之阳明也。盖乳汁之化，全在气而不在血。今产后数日，宜其有乳，而两乳胀满作痛，是欲化乳而不可得，非气郁而何？明明是羞愤成郁，土木相结，又安能化乳而成汁也。治法宜大舒其肝木之气，而阳明之气血自通，而乳亦通矣。"

二、中医分型

中医学把产后哺乳期内产妇乳汁甚少或无乳可下者称"缺乳"，或"产后乳汁不行"。虽然表现出来的症状主要都是奶少，不足以喂养宝宝，但是我们还要根据妈妈们的全身其他症状，把乳汁不足分为不同的类型，分型论治。

通常，我们把乳汁不足分为气血虚弱、肝郁气滞、痰浊阻滞3个主要类型。

❶ 气血虚弱

临床表现：妈妈新产后乳汁分泌量甚少或乳汁全无，乳汁稀薄，乳房柔软无胀感，伴有面色无华，头晕目眩，心悸怔忡，倦怠乏力，不思饮食。舌淡，苔薄白，脉细弱。

证候分析：产后气血虚弱，乳汁化源不足，无乳可下，所以乳汁少或全无，乳汁稀薄。乳房缺少乳汁的充盈，故乳房柔软无胀感。气血虚弱，不能荣养头面四肢、五脏六腑，因此面色无华，头晕目眩，心悸怔忡，倦怠乏力，不思饮食。舌淡，苔薄白，脉细弱，均为气血虚弱的表现。

治疗原则：通乳，补气养血。

2 肝郁气滞

临床表现：妈妈新产后乳汁分泌量甚少或乳汁全无，乳房胀硬、疼痛，乳汁稠厚，伴有胸胁胀痛，情志抑郁，常有嗳气、叹息，胃脘胀闷，食欲不振。舌淡红，苔薄黄，脉弦滑。

证候分析：新妈妈平素心情抑郁，或产后情志不畅，肝气不舒，使乳络受阻，故乳汁甚少或者全无。气机不利，乳汁壅滞，运行不畅，则乳房胀满而痛，乳汁稠厚。足厥阴肝经循行路线经过胸胁部，故肝郁不舒时，气机不能条达，使胸胁胀满。肝气侵犯脾胃，脾胃消化能力受累，所以新妈妈食欲不振。舌淡红，苔薄黄，脉弦滑，均为肝郁气滞的表现。

治疗原则：通乳，疏肝解郁。

3 痰浊阻滞

临床表现：妈妈新产后乳汁分泌量甚少或乳汁全无，乳房硕大或下垂不胀满，乳汁不稠，伴形体肥胖，胸闷痰多，大便稀溏，或不思饮食，或食欲旺盛。舌淡胖，苔腻，脉沉细。

证候分析：新妈妈平素脾胃虚弱，或在孕期恣食肥甘厚味，使脾胃运化无力，而内生痰湿，阻滞乳络。或新妈妈脾胃气弱，行乳无力，使乳汁虽然产出却无力排出，致乳汁甚少或全无。胸闷纳少，大便稀溏，舌苔腻，均为痰浊阻滞的表现。

治疗原则：通乳，健脾化痰。

 小贴士

通过对乳汁不足的辨证分型，我们可以发现，只有一部分妈妈是因身体虚弱而导致乳汁化生不足，而大部分妈妈都是因为肝气瘀滞、痰湿阻络导致乳络不通而发生缺乳或无乳。所以，在防治乳汁不足时，要注意根据不同分型采取不同的措施，不可一味进补了事。

三、中药调理

乳汁由气血化生，赖肝气疏泄与调节，故乳汁不足多因气血虚弱、肝郁气滞所致，也有因痰浊阻滞导致乳汁不行者。气血虚弱者为虚证，肝郁气滞、痰浊阻滞者为实证。

治疗乳汁不足，当首先辨别虚、实。虚者，乳汁清稀，量少，乳房松软不胀，或乳腺细小；实者，乳汁稠浓，量少，乳房胀满而痛。治疗缺乳以通乳为原则，虚者补而通之，实者疏而通之。

小贴士

很多人认为妈妈乳汁不足是因为产后体虚所致，主张用大鱼大肉进补，但是补过之后发现，乳汁依然不足，妈妈们却胖了。这就是因为，只有一部分妈妈是因为气血不足而无力产奶，而更多的妈妈是由乳汁过稠、乳腺管过细，或心情抑郁导致乳汁排出不畅，而导致无奶可排。所以，见到乳汁不足，不可一味进补！

① 气血虚弱

气血虚弱型的乳汁不足，可以配合使用人参、黄芪、当归、麦冬、通草、桔梗、红枣、王不留行等中药。

人参

本品为五加科多年生草本植物人参的根，主产于吉林、辽宁、黑龙江等地，野生者名"山参"，栽培者称"园参"，园参一般栽培6~7年后收获。鲜参洗净后干燥称"生晒参"；蒸制后干燥者称"红参"；焯烫浸糖后干燥者称"糖参"或"白参"；加工断下的细根称"参须"；山参晒干后称"生晒山参"。切片或研粉用。

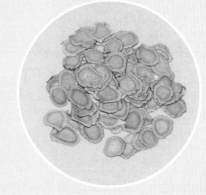

性味：甘、微苦，微温。

归经：心、肺、胃经。

功效：大补元气，补脾益肺，生津，安神。

应用：气虚欲脱，脉微欲绝，肺虚喘促，脾虚乏力，热病气津两伤，心悸，失眠等。

用法用量：入汤剂，5~10克，用于急重症可加至15~30克，宜文火另煎兑服；研末吞服，每次1.5~2克。

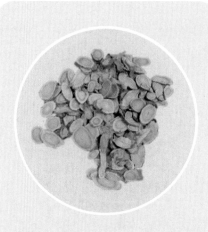

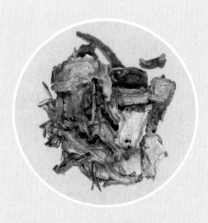

黄芪

本品为豆科多年生草本植物蒙古黄芪或膜荚黄芪的根，主产于内蒙古、山西、甘肃、黑龙江等地，春、秋两季采挖，除去须根及根头，晒干，生用或蜜炙用。

性味：甘，微温。

归经：脾、肺经。

功效：补气升阳，益卫固表，利水消肿，托疮生肌。

应用：脾胃气虚，中气下陷，表虚自汗，气虚外感，浮肿，小便不利，疮疡久不溃脓或溃久不敛，面色萎黄，神倦脉虚等。

用法用量：水煎服，10~15克。

当归

本品为伞形科多年生草本植物当归的根，主产于甘肃东南部岷县、陕西、四川、云南等地，秋末采挖，除去须根及泥沙，待水分稍蒸发后，捆成小把，上棚，用烟火慢慢熏干，切薄片，或身、尾分别切片，生用或酒炒用。

性味：甘、辛，温。

归经：肝、心、脾经。

功效：补血，活血，调经，止痛，润肠。

应用：面色萎黄，心悸眩晕，月经不调，痛经，经闭，寒凝血瘀，风湿痹阻，痈疽疮疡，血虚肠燥便秘，久咳气喘等。

用法用量：水煎服，5~15克。

麦冬

本品为百合科多年生草本植物麦冬的块根，主产于四川、浙江、湖北等地，夏季采挖，反复暴晒、堆置，至七八成干，除去须根，干燥，生用。

性味：甘、微苦，微寒。

归经：心、肺、胃经。

功效：养阴润肺，益胃生津，清心除烦。

应用：干咳痰黏，口渴咽干，大便燥结，心烦不眠等。

用法用量：水煎服，10~15克。

通草

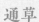

本品为五加科灌木植物通脱木的茎髓，主产于贵州、四川、云南等地，秋季采收，晒干，切片生用。

性味：甘、淡，微寒。

归经：肺、胃经。

功效：清热利湿，通气下乳。

应用：小便不利，淋沥涩痛，产后乳汁不下或不畅等。

用法用量：水煎服，5~10克。

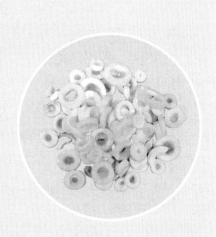

桔梗

本品为桔梗科多年生草本植物桔梗的根，全国大部分地区均有，以东北、华北地区产量较大，华东地区质量较优，春、秋两季采挖，除去须根，剥去外皮或不去外皮，切片，晒干生用。

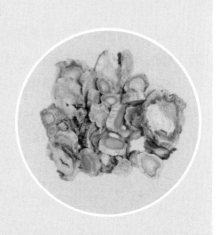

性味：苦、辛，平。

归经：肺经。

功效：宣肺祛痰，利咽，排脓。

应用：咳嗽痰多，胸闷不畅，咽喉肿痛，肺痈咳吐脓痰，癃闭，便秘等。

用法用量：水煎服，3~10克。

红枣

本品为鼠李科落叶乔本植物枣的成熟果实，主产于河北、河南、山东、陕西等地，秋季果实成熟时采收，晒干，生用。

性味：甘，温。

归经：脾、胃经。

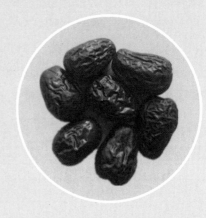

功效：补中益气，养血安神，缓和药性。

应用：脾虚食少便溏，倦怠乏力，血虚萎黄，脏躁，神志不安等。

用法用量：劈破煎服，10~30克，或去皮核捣烂为丸。

王不留行

本品为石竹科一年生或越年生草本植物麦蓝菜的成熟种子，全国各地均产，主产于江苏、河北、山东、东北等地。夏季果实成熟，果皮尚未开裂时采割植株，晒干，打下种子，除去杂质，晒干生用或炒用。

性味：苦，平。

归经：肝、胃经。

功效：活血通经，下乳，消痈，利尿通淋。

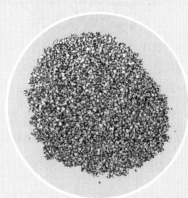

应用：血瘀经闭，痛经，产后乳汁不下，乳痈，热淋、血淋、石淋等。

用法用量：水煎服，5~10克。

小贴士

对于气血虚弱型的乳汁不足，还可以配合使用食疗方法，例如鲫鱼、虾、鸡蛋、猪蹄、鸡肉、牛奶、豆制品、木瓜、黄酒、核桃、芝麻等。此外，艾灸足三里、肝俞、脾俞、肾俞等穴，也可以增强身体正气，促进气血化生乳汁。

2 肝郁气滞

肝郁气滞型的乳汁不足，可以配合使用柴胡、漏芦、通草、王不留行、青皮、郁金、当归、川芎、白芍、夏枯草、天花粉、丝瓜络、橘络、香附、路路通、皂角刺等中药。

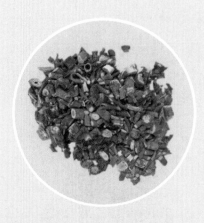

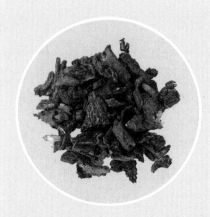

柴胡

本品为伞形科多年生草本植物柴胡（北柴胡）和狭叶柴胡（南柴胡）的根或全草，前者主产于辽宁、甘肃、河北、河南等地，后者主产于湖北、江苏、四川等地，春、秋两季采挖，晒干，切段，生用或醋炙用。

性味：苦、辛，微寒。

归经：肝、胆经。

功效：疏散退热，疏肝解郁，升阳举陷。

应用：感冒发热，寒热往来，肝郁气滞，月经不调，胸胁疼痛，中气下陷，久泻脱肛，疟疾等。

用法用量：水煎服，3~10克。

漏芦

本品为菊科多年生草本植物祁州漏芦及蓝刺头（禹州漏芦）的根。祁州漏芦主产于东北、华北、西北等地；蓝刺头主产于河南、安徽、江苏、湖北等地。秋季采挖，除去残茎及须根，洗净，切片晒干。

性味：苦，寒。

归经：胃经。

功效：清热解毒，消痈散结，通经下乳。

应用：痈肿疮毒，乳痈肿痛，乳汁不下等。

用法用量：水煎服，3~12克。

青皮

本品为橘及其栽培变种的幼果或未成熟果实的果皮，主产于广东、福建、四川、浙江、江西等地，5~6月间收集自落的幼果，晒干，称为"个青皮"，7~8月间采收未成熟的果实，在果皮上纵剖成四瓣至基部，晒干，称"四花青皮"，生用或醋炙用。

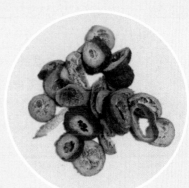

性味：苦、辛，温。

归经：肝、胆、胃经。

功效：疏肝理气，消积化滞。

应用：肝气郁滞诸证，食积腹痛，癥瘕积聚，久疟痞块等。

用法用量：水煎服，3~10克。

郁金

本品为姜科多年生草本植物温郁金、姜黄、广西莪术或蓬莪术的块根，主产于浙江、四川等地，冬季茎叶枯萎后采挖，摘取块根，除去细根，蒸或煮至透心，干燥，切片或打碎，生用，或矾水炒用。

性味：辛、苦，寒。

归经：肝、胆、心经。

功效：活血行气止痛，解郁清心，利胆退黄，凉血止血。

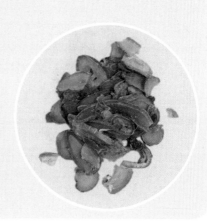

应用：气滞血瘀的胸、胁、腹痛，热病神昏，癫痫痰闭，肝胆湿热，吐血，衄血，倒经等。

用法用量：水煎服，5~12克，或研末服，2~5克。

川芎

本品为伞形科多年生草本植物川芎的根茎，主产于四川，5月采挖，除去泥沙，晒后烘干，去须根，切片或酒炒用。

性味：辛，温。

归经：肝、胆、心包经。

功效：活血行气，祛风止痛。

应用：气滞血瘀痛证，头痛，风湿痹痛等。

用法用量：水煎服，3~10克。

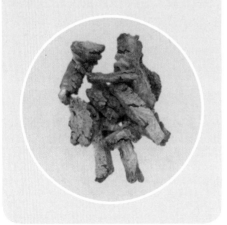

白芍

本品为毛茛科多年生草本植物芍药的根，主产于浙江、安徽、四川等地，夏、秋两季采挖，洗净，除去头尾及细根，置沸水中煮后除去外皮，或去皮后再煮至无硬芯，捞起晒干，切薄片，生用、炒用或酒炒用。

性味：苦、酸、甘，微寒。

归经：肝、脾经。

功效：养血调经，平肝止痛，敛阴止汗。

应用：月经不调，崩漏，头痛，眩晕，胁肋胀痛，脘腹四肢拘挛，自汗，盗汗等。

用法用量：水煎服，10~15克。

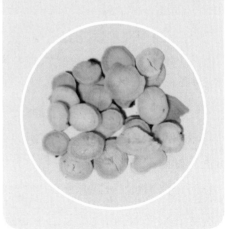

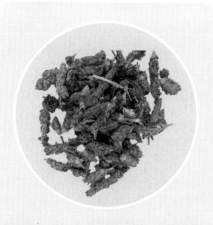

夏枯草

本品为唇形科多年生草本植物夏枯草的果穗，我国各地均产，主产于江苏、浙江、安徽、河南等地，夏季当果穗半枯时采收，晒干。

性味：苦、辛，寒。

归经：肝、胆经。

功效：清肝火，散郁结。

应用：目赤肿痛，头痛眩晕，瘰疬瘿瘤等。

用法用量：水煎服，10~15克，或熬膏服。

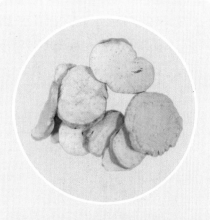

天花粉

本品为葫芦科多年生宿根草质藤本植物栝蒌或日本栝蒌的干燥块根，产于我国各地，秋、冬两季采挖，鲜用或切成段、块、片，晒干用。

性味：甘、微苦，微寒。

归经：肺、胃经。

功效：清热生津，清肺润燥，解毒消痈。

应用：热病口渴，消渴多饮，肺热燥咳，痈肿疮疡等。

用法用量：水煎服，10~15克。

丝瓜络

本品为葫芦科一年生攀缘草本植物丝瓜的果络（成熟果实中的维管束），我国各地均有栽培，秋季采收，切碎生用或炒用。

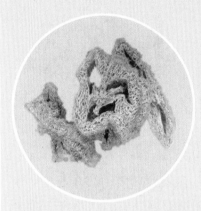

性味：甘，平。

归经：肺、胃、肝经。

功效：祛风通络，解毒化痰。

应用：风湿痹痛，胸痹，胸胁痛，乳痈等。

用法用量：水煎服，6~10克，大剂量可用至60克。

橘络

本品为芸香科常绿小乔木植物橘及其栽培变种的中果皮与内果皮之间的纤维束群，主产于广东、福建、四川、浙江、江西等地，秋末冬初果实成熟时采收果皮，由果皮或果瓤上剥下筋膜，晒干，生用。

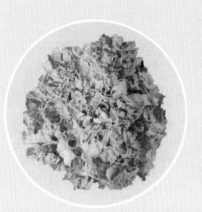

性味：甘、苦，平。

归经：肝、肺经。

功效：行气通络，化痰止咳。

应用：胸痛，咳嗽等。

用法用量：水煎服，3~5克。

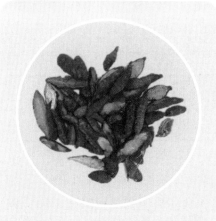

香附

本品为莎草科多年生草本植物莎草的根茎，全国大部分地区均产，主产于广东、河南、四川、浙江、山东等地，秋季采挖，燎去毛须，晒干，生用，或醋炙用，用时碾碎。

性味：辛、微苦、微甘，平。

归经：肝、脾、三焦经。

功效：疏肝理气，调经止痛。

应用：气滞胁痛，腹痛，月经不调，痛经，乳房胀痛等。

用法用量：水煎服，6~12克。

路路通

本品为金缕梅科落叶乔木枫香树的成熟果序，全国大部分地区均产，秋冬季节采集，晒干，生用。

性味：辛、苦，平。

归经：肝、胃、膀胱经。

功效：祛风通络，利水，下乳。

应用：风湿痹痛，四肢拘挛，水肿，小便不利，产后乳汁不通，乳房胀痛等。

用法用量：水煎服，5~10克；外用适量。

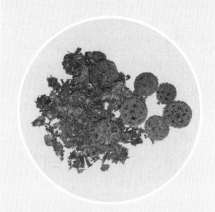

皂角刺

本品为豆科落叶乔木植物皂荚的棘刺，主产于四川、河北、陕西、河南等地，全年均可采收，干燥，或趁鲜切片后干燥。

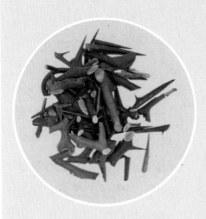

性味：辛，温。

归经：肝、胃经。

功效：消肿排脓，祛风杀虫。

应用：痈疽初起或脓成不溃，疥癣麻风等。

用法用量：水煎服，3~10 克；外用适量。

小贴士

着重按揉太冲、期门等穴，可帮助疏肝理气，使乳汁流出顺畅。

3 痰浊阻滞

痰浊阻滞型的乳汁不足，可以配合使用陈皮、半夏、茯苓、苍术、神曲、瓜蒌、当归、漏芦、王不留行、桔梗等中药。

陈皮

本品为芸香科常绿小乔木植物橘及其栽培变种的成熟果皮，主产于广东、福建、四川、浙江、江西等地，秋末冬初果实成熟时采收果皮，晒干或低温干燥，以陈久者为佳，故称陈皮，生用。

性味：辛、苦，温。

归经：脾、肺经。

功效：理气健脾，燥湿化痰。

应用：脾胃气滞证，湿痰，寒痰咳嗽等。

用法用量：水煎服，3~10克。

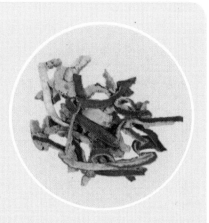

半夏

本品为天南星科多年生草本植物半夏的块茎，我国大部分地区均有，主产于四川、湖北、江苏、安徽等地，夏、秋两季茎叶茂盛时采挖，除去外皮及须根，晒干，为生半夏，一般用姜汁、明矾制过入药。

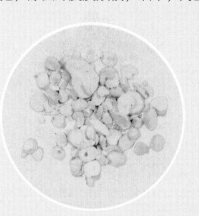

性味：辛，温。

归经：脾、胃、肺经。

功效：燥湿化痰，降逆止呕，消痞散结，外用消肿止痛。

应用：湿痰，寒痰，呕吐，心下痞，梅核气，瘿瘤痰核，痈疽肿毒，毒蛇咬伤等。

用法用量：水煎服，3~10克。

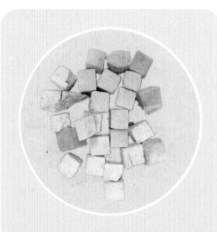

茯苓

本品为多孔菌科真菌茯苓的菌核，多寄生于松科植物赤松或马尾松等树根上，野生或栽培，主产于云南、湖北、四川等地，7~9月采挖，堆置"发汗"后摊开晒干，再行"发汗"、晾干，如此反复3~4次，最后晾至全干，生用。

性味：甘、淡，平。

归经：心、脾、肾经。

功效：利水渗湿，健脾安神。

应用：水肿，脾胃虚弱，心悸，失眠等。

用法用量：水煎服，10~15克。

苍术

本品为菊科多年生草本植物茅苍术（南苍术）或北苍术的根茎，前者主产于江苏、湖北、河南等地，后者主产于内蒙古、山西、辽宁等地，春、秋两季采挖，除去泥沙、残茎，晒干，水或米泔水润透切片，炒微黄用。

性味：辛、苦，温。

归经：脾、胃经。

功效：燥湿健脾，祛风湿。

应用：脘腹胀满，呕恶食少，风湿痹痛，外感风寒挟湿之表证等。

用法用量：水煎服，5~10克。

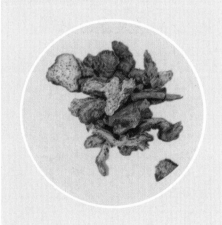

神曲

本品为面粉和其他药物混合后经发酵而成的加工品，全国各地均产，生用或炒用。其制法为将面粉或麸皮与杏仁泥、赤小豆粉，及鲜青蒿、鲜苍耳、鲜辣蓼自然汁，混合拌匀，使干湿适宜，做成小块，放入筐内，复以麻叶或楮叶保温发酵一周，长出黄菌丝时取出，切小块晒干。

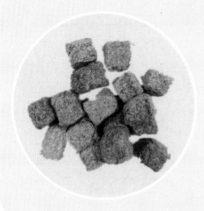

性味：甘、辛，温。

归经：脾、胃经。

功效：消食和胃。

应用：脘腹胀满，食少纳呆，肠鸣腹泻等。

用法用量：水煎服，6~15克。

瓜蒌

本品为葫芦科多年生草质藤本植物栝蒌和双边栝蒌的成熟果实，全国均有，主产于河北、河南、安徽、浙江、山东、江苏等地，秋季采收，将壳与种子分别干燥生用，或以仁制霜用。

性味：甘、微苦，寒。

归经：肺、胃、大肠经。

功效：清热化痰，宽胸散结，润肠通便。

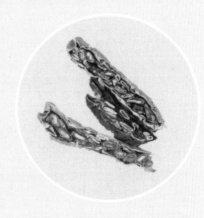

应用：痰热咳喘，胸痹，肺痈，肠痈，乳痈，肠燥便秘等。

用法用量：水煎服，全瓜蒌10~20克，瓜蒌皮6~12克，瓜蒌仁10~15克打碎入煎。

小贴士

着重按揉中脘、足三里、丰隆穴等与脾胃相关的穴位，能健运脾胃，消化痰湿，帮助过于稠厚的乳汁顺畅流出。

四、按摩调理

1 按摩作用原理

（1）按摩可模拟宝宝对乳头的刺激，使大脑反射性产生催乳素，促进泌乳；

（2）乳房局部按摩能疏通乳管，促进乳房局部毛细血管扩张，增加血管通透性，加快血流速度，改善局部的血液循环，增强乳腺的泌乳功能，并有利于乳汁的排出；

（3）按摩全身经穴能益气养血、疏肝解郁、化痰理气，以治本病之本。

② 按摩常用穴位

云门

所属经络：手太阴肺经。

定位：在胸前壁的外上方，肩胛骨喙突上方，锁骨下窝凹陷处，距前正中线6寸。

主治：咳嗽，气喘，胸痛，肩痛等。

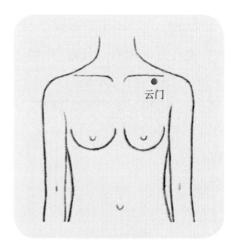

中府

所属经络：手太阴肺经。

定位：在胸前壁的外上方，云门下1寸，平第1肋间隙，距前正中线6寸。

主治：咳嗽，气喘，胸痛，肩背痛等。

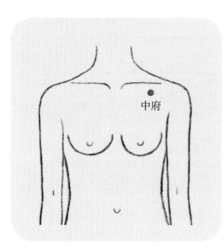

天池

所属经络：手厥阴心包经。

定位：在胸部，当第4肋间隙，乳头外1寸，前正中线旁开5寸。

主治：咳嗽，气喘，胸闷，胁肋胀痛，瘰疬，乳痈，乳汁少等。

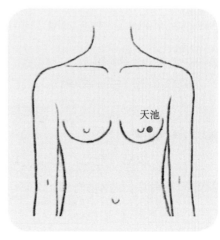

膻中

所属经络：任脉。

定位：在胸部，当前正中线上，平第4肋间，两乳头连线的中点。

主治：胸闷，气短，胸痛，心悸，咳嗽，气喘，呃逆，呕吐，乳痛，乳汁少等。

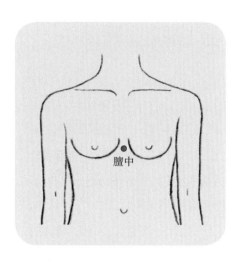

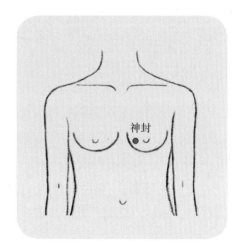

膺窗

所属经络：足阳明胃经。

定位：在胸部，当第3肋间隙，距前正中线4寸。

主治：咳嗽，哮喘，胸胁胀痛，乳痈等。

神封

所属经络：足少阴肾经。

定位：在胸部，当第4肋间隙，前正中线旁开2寸。

主治：咳嗽，气喘，胸胁胀痛，呕吐，乳痈等。

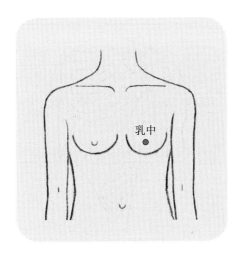

乳中

所属经络：足阳明胃经。

定位：在胸部，当第4肋间隙，乳头中央，距前正中线4寸。

主治：咳嗽，咽喉肿痛，乳汁分泌不足等。

乳根

所属经络：足阳明胃经。

定位：在胸部，当乳头直下，乳房根部，第5肋间隙，距前正中线4寸。

主治：咳嗽，哮喘，胸闷，胸痛，乳痈，乳汁少等。

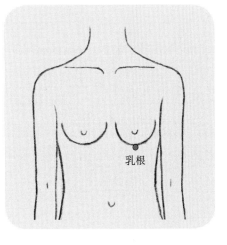

中脘

所属经络：任脉。

定位：在上腹部，前正中线上，当脐中上4寸。

主治：胃痛，呕吐，吞酸，腹胀，消化不良，泄泻，黄疸，咳喘痰多，癫痫，失眠等。

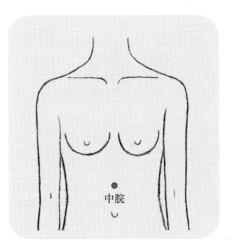

期门

所属经络: 足厥阴肝经。

定位: 在胸部,当乳头直下,第6肋间隙,前正中线旁开4寸。

主治: 胸胁胀痛,腹胀,呃逆,吐酸,乳痛,郁闷等。

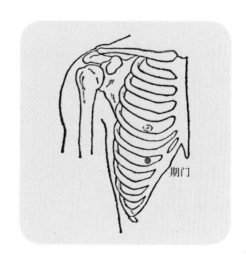

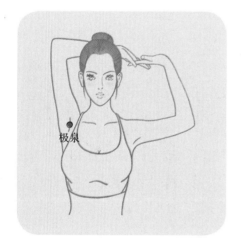

极泉

所属经络: 手少阴心经。

定位: 上臂外展,在腋窝顶点,腋动脉搏动处。

主治: 心痛,心悸,胸闷气短,胁肋疼痛,肩臂疼痛,上肢不遂,瘰疬等。

渊腋

所属经络: 足少阳胆经。

定位: 在侧胸部,举臂,当腋中线上,腋下3寸,第4肋间隙中。

主治: 胸满,胁痛,上肢痹痛等。

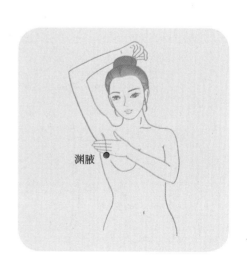

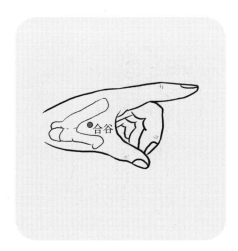

合谷

所属经络：手阳明大肠经。

定位：在手背，第1、2掌骨间，当第2掌骨桡侧的中点处。

主治：头痛，牙痛，目赤肿痛，咽喉肿痛，鼻衄，耳聋，疟腮，口眼㖞斜，热病，无汗，多汗，经闭，腹痛，便秘，滞产，上肢疼痛、不遂等。

少泽

所属经络：手太阳小肠经。

定位：在手小指末节尺侧，距指甲角0.1寸。

主治：头痛，目翳，咽喉肿痛，耳聋，耳鸣，昏迷，热病，乳痈，乳汁少等。

肩井

所属经络：足少阳胆经。

定位：在肩上，前直乳中，当大椎穴与肩峰端连线的中点上。

主治：头痛，眩晕，颈项强痛，肩背疼痛，上肢不遂，瘰疬，难产，胞衣不下，乳痈，乳汁少等。

膈俞

所属经络：足太阳膀胱经。

定位：在背部，当第7胸椎棘突下，后正中线旁开1.5寸处。

主治：胃脘痛，呕吐，呃逆，饮食不下，便血，咳嗽，气喘，吐血，潮热，盗汗，瘾疹等。

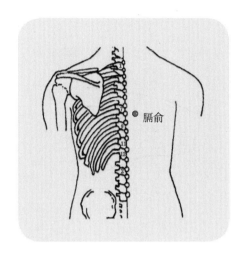

肝俞

所属经络：足太阳膀胱经。

定位：在背部，当第9胸椎棘突下，后正中线旁开1.5寸。

主治：黄疸，胁痛，脊背痛，目赤，目视不明，夜盲，吐血，衄血，眩晕，癫狂痫等。

脾俞

所属经络：足太阳膀胱经。

定位：在背部，当第11胸椎棘突下，后正中线旁开1.5寸。

主治：腹胀，呕吐，泄泻，痢疾，便血，纳呆，消化不良，水肿，黄疸，背痛等。

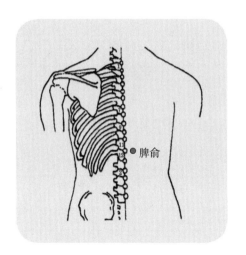

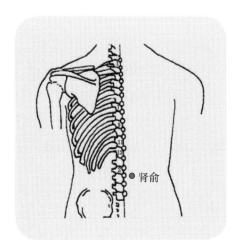

肾俞

所属经络： 足太阳膀胱经。

定位： 在腰部，当第 2 腰椎棘突下，后正中线旁开 1.5 寸。

主治： 遗精，阳痿，月经不调，带下，遗尿，小便不利，水肿，耳鸣，耳聋，气喘，腰痛等。

足三里

所属经络： 足阳明胃经。

定位： 在小腿前外侧，当犊鼻穴下 3 寸，距胫骨前缘一横指（中指）。

主治： 胃痛，呕吐，噎膈，腹胀，腹痛，肠鸣，消化不良，泄泻，便秘，痢疾，虚劳羸瘦，咳嗽气喘，心悸气短，头晕，失眠，癫狂，膝痛，下肢痿痹，脚气，水肿，乳痈等。

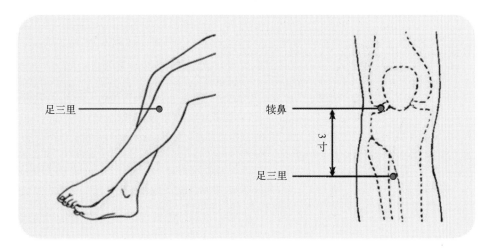

丰隆

所属经络：足阳明胃经。

定位：在小腿前外侧，当外踝尖上8寸，条口穴外1寸，距胫骨前缘二横指（中指）。

主治：咳嗽，痰多，哮喘，头痛，眩晕，癫狂痫，下肢痿痹等。

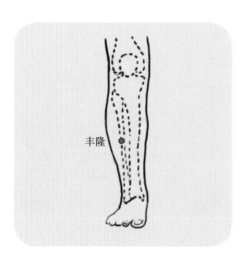

三阴交

所属经络：足太阴脾经。

定位：在小腿内侧，当内踝尖上3寸，胫骨内侧缘后方。

主治：月经不调，崩漏，带下，阴挺，经闭，难产，产后血晕，恶露不尽，不孕，遗精，阳痿，阴茎痛，疝气，小便不利，遗尿，水肿，肠鸣，腹胀，泄泻，便秘，失眠，眩晕，下肢痿痹，脚气等。

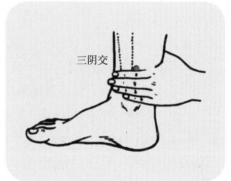

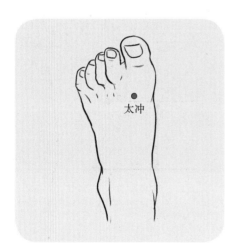

太冲

所属经络：足厥阴肝经。

定位：在足背侧，当第1跖骨间隙的后方凹陷处。

主治：头痛，眩晕，目赤肿痛，口眼㖞斜，咽喉肿痛，耳鸣耳聋，月经不调，崩漏，疝气，遗尿，癫痫，小儿惊风，中风，胁痛，郁闷，急躁易怒，下肢痿痹等。

小贴士

　　中医认为，乳房位于胸中，为经络交会之处，乃"宗经之所"。其中，足阳明胃经贯乳中；足厥阴肝经上贯膈，布胸胁，绕乳头；足少阴肾经从肾上贯肝膈，入肺中，其支脉入胸中；足太阴脾经，上膈，经于乳外侧；任脉行于两乳之间；冲脉挟脐上行，至胸中而散。故按摩所用穴位多求之于上述经络。

3 按摩方法

（1）体位

　　妈妈平卧，充分暴露胸部，注意保暖及私密性。产后2~3天，无论是剖宫产或是侧切辅助顺产的妈妈们都很难长时间保持坐位，此时，平卧不仅舒适度

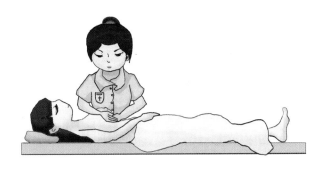

高，还可缓解妈妈的紧张情绪，利于缓解治疗过程中的不适，完成治疗过程。尚在月子中的妈妈们尤其要注意保暖、避风。

（2）物品准备

　　操作者要注意修剪指甲，不要佩戴首饰，以免划伤乳房皮肤。操作者坐于妈妈体侧。日常食用的香油是我们常常选用的按摩介质，也可以用按摩乳、抚触油、甘油等代替。

小贴士

芝麻，古时称为胡麻、油麻、巨胜、脂麻、乌麻、方茎，分为黑芝麻、白芝麻两种，食用以白芝麻为好，药用则以黑芝麻为良。香油，是从芝麻中提炼出来的油脂，具有特别香味，故称为香油，能消炎、止痛。

（3）刺激乳头

操作者右手手心向上，食、中二指固定乳头根部，像端酒杯一样，然后用拇指轻轻摩挲乳头表面，即乳中穴，使乳头挺立。

接着，操作者将拇、食二指置于乳头根部，从各个方向做向上提拉乳头的动作，约10次，动作要轻柔，不可以用指甲掐乳头部皮肤，以免造成损伤。

经过对乳头1分钟左右的刺激，乳头开始变硬、挺立，可以看到乳腺反射性分泌乳汁，甚至另一侧乳头也能见到乳汁溢出。

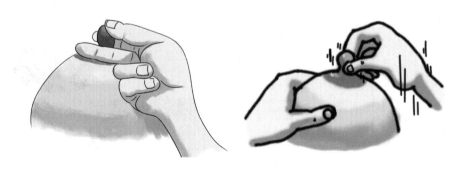

（4）提按乳晕

以乳头为中心，在乳房上画虚拟的"十"字，操作者将拇、食指对称放在"十"字两端，对乳晕进行垂直方向的"按压－提拉"操作，时间约1分钟。

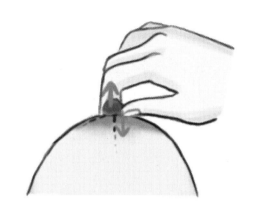

小贴士

按摩治疗前要先触诊整个乳房，以初步了解乳房有无局部硬结，及被操作者的疼痛耐受程度。如果操作者在乳晕附近触到硬块，则不适合做"按压－提拉乳晕"的动作，以免下压时更加阻碍乳腺导管的顺畅，加重局部硬结。

（5）按摩乳房

点按膻中、乳根、中府等乳房四周穴位，以疏通乳房周边经络气血，并让妈妈们进一步放松心情，逐步适应按摩手法。

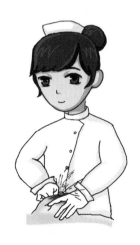

将香油均匀涂于乳房，操作者以两手手掌大小鱼际及五指柔和用力，从乳房外缘向乳头方向交替推按，至有乳汁呈均匀线状喷射出为止。在按摩一侧乳房时，另一侧可以见到乳汁溢出乳头。

小贴士

　　通过前面对乳房解剖结构的讲述，我们可以知道，乳腺导管均从乳房外周向乳头方向汇聚，所以要求我们按摩的方向与乳腺导管输出乳汁的方向一致，以顺应乳汁的排泄通路。对于乳汁不足的妈妈，不强求乳汁均匀线状喷射，但要能见到乳汁从乳头处溢出。

（6）点按穴位

　　依次点、按、拿、揉合谷、少泽、中脘、足三里、三阴交、太冲、膈俞、肝俞、脾俞、肾俞、肩井等穴，以调理气机，健脾益气。

小贴士

　　一般单侧乳房治疗时间20~30分钟。按摩后背部穴位，如膈俞、肝俞、脾俞、肾俞、肩井等时，可以让妈妈们采取俯伏坐位，以避免对乳房的挤压。对于不同类型的乳汁不足，我们还可以在常规按摩调理之外，配合使用药物、艾灸、耳穴压豆等其他方法。

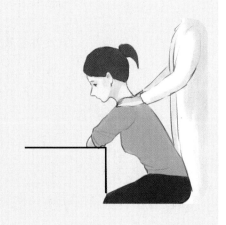

五、预后

　　乳汁不足若能及时治疗，脾胃功能、气血津液恢复如常，则乳汁可下；

但若身体虚弱，或先天乳腺发育不良，"本生无乳者"，则虽经治疗，乳汁也不会明显增加，预后较差；若虽表现为乳汁不出，但其实由乳汁壅滞所致，经治疗乳汁仍然排出不畅者，有可能转化为乳汁淤积或哺乳期急性乳腺炎。

六、日常养护

① 孕期可进行乳房准备

现代女性喜欢穿戴胸罩，但如果经常穿戴过紧的胸罩，就会限制乳房的发育，容易在产后出现乳汁不足现象。另外，胸罩常常为化纤材料制成，其中的纤维物质脱落堵塞乳腺开口，也会对乳房分泌乳汁造成不良的影响。

为了分娩后能顺利哺乳，妈妈们可以在孕期就进行乳房准备，例如穿纯棉、宽松的胸罩，避免对乳房的不良刺激等。一般在孕晚期，即怀孕7个月之后，就可以对乳房进行柔和的按摩，尤其是乳头内陷的妈妈，要注意矫正乳头的畸形，以免产后宝宝无法吸吮乳汁。

小贴士

由于刺激乳头可能会引起宫缩，所以一般选择在孕晚期，胎儿发育状况稳定的时候进行按摩操作。若操作过程中出现肚子疼等类似宫缩的表现，要停止操作，卧床休息。

2 积极纠正乳头畸形

乳头畸形的矫正方法在"妈妈篇"《乳头异常》一书中有详细介绍。一般采用手指提拉、吸奶器吸引、针筒简易牵拉器抽吸等方式，若仍不能有效纠正，就要在产后依靠宝宝的高质量吸吮来改善。

当乳头扁平、内陷等异常影响到宝宝吸吮母乳，且这种状况在短时间内还无法解决的时候，我们还可以采用乳旁加奶，比如通过贴在妈妈乳头上的特殊喂养管吸入配方奶，或用杯子、勺子、乳头矫正器等工具辅助哺乳。

但是，一定要先让宝宝充分吸吮母乳，而不能象征性地吸几分钟后，就给奶瓶。否则，宝宝就会形成条件反射，即先吸一会儿妈妈的奶，再哭闹，然后就会得到奶瓶、奶粉。这时，宝宝会认为吸吮乳房是吃奶前的必要步骤，而奶粉才是真正的饭。这既不利于宝宝的身体健康，也不利于妈妈的乳腺健康。

> **小贴士**
>
> 奶粉会导致宝宝不再喜欢母乳，且吸吮乳头的费力程度远超过吸吮奶嘴，更加重了宝宝对母乳的排斥，会加重乳汁不足的症状。因此，奶粉只是母乳不足时的临时替代品，用各种方法治疗产后乳汁不足，尽快恢复全母乳喂养才是治本之道。

3 产后尽早开奶

产后最初几天是妈妈建立泌乳的关键时期，产后及时开始吸乳，对日后乳房分泌足量的乳汁是非常重要的。国外有研究表明，产后1小时即吸吮，能提高产后第1周、第3周的泌乳量。一项对低出生体重宝宝的母乳喂养研究表明，在妈妈年龄、种族、婚姻状况、教育水平等因素无明显差异的情况下，泌乳期长短与产后6小时内是否开始吸吮乳房有显著相关性。

随着产后早开奶的理念深入人心，在很多医院，分娩后的妈妈普遍能够在离开产房前完成第一次母子接触。因为吸吮反射是宝宝的本能，这一反射在宝宝出生后10~30分钟最强，早接触、早吸吮有助于母乳喂养成功。吸吮还可以使妈妈脑垂体释放催产素和催乳素，前者能加强子宫收缩，减少产后出血；后者可刺激乳腺分泌乳汁，使乳房尽早充盈。

产后早开奶的同时，要注意避免过早地添加配方奶等其他母乳替代品。过早使用母乳替代品喂养宝宝，是造成母乳不足的主要原因之一。在母乳喂养前，先给宝宝喝水或奶粉，很容易使宝宝没有了饥饿的感觉，宝宝便会减少吸吮乳头的时间，而乳房就会感知到这一需求量的变化，自动减少乳汁的分泌。乳房的智慧在此时淋漓尽致地表现出来了，只是这是基于不正确喂养方式的错误反应。所以，我们要求妈妈们要进行完全母乳喂养，充分调动乳房的积极性，切不可哺乳前喂食，同时尽量避免哺乳后补喂。

4 采用正确的哺乳姿势

妈妈们可以根据自己和宝宝的实际情况，选择舒适的哺乳姿势，通常有以下4种常用的姿势：

（1）摇篮式

摇篮式是常用的哺乳姿势，适合在公开场合给宝宝喂奶。妈妈端坐在凳子上，宝宝平躺，头放在妈妈右臂的弯曲处，嘴巴位置与妈妈的乳晕大致平行，胸、腹、膝盖都朝向妈妈，下臂（即左臂）环绕妈妈。喂奶时，不要让宝宝的鼻子埋在妈妈的乳房里，但也不能让宝宝的头和颈过度的伸张，造成吸吮、吞咽困难。另一侧乳房的哺乳姿势仿照上述方法。

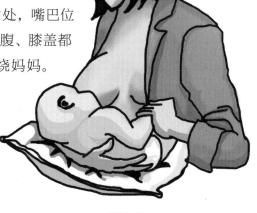

摇篮式

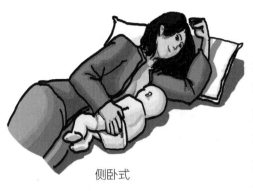

侧卧式

（2）侧卧式

侧卧式适合剖宫产术后、正常分娩后前几天需要休息及夜间哺乳的妈妈。妈妈左侧卧，让宝宝的嘴和妈妈左侧的乳房平行，用左臂抱着宝宝，注意不要压着宝宝的手臂。另一侧哺乳姿势仿照上述方法。

（3）抱球式

抱球式适合宝宝体形较小、妈妈乳房较大的情况。把宝宝抱在右臂下，右手托住宝宝的头和颈部，宝宝面向着妈妈，紧挨着妈妈的身体，妈妈用左手固定住右乳房，放进宝宝的嘴里，让他吸吮。另一侧同法。

抱球式

（4）交叉式

交叉式适合非常小的宝宝、病儿或伤残儿。妈妈用哺乳乳房对侧的胳膊抱住宝宝，前臂托住宝宝身体，手在宝宝耳朵或更低一点的水平托住宝宝头部，用枕头帮助托起宝宝身体，可用哺乳乳房同侧的手托起乳房帮助宝宝吸吮。

交叉式

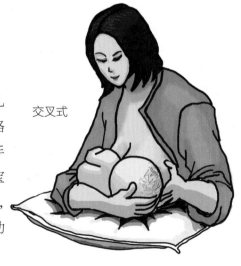

小贴士

无论采用哪一种姿势哺乳，妈妈和宝宝都要感到舒适、不别扭，一般要符合以下4个要点：①宝宝的头和身体呈一条直线；②宝宝的脸贴近乳房，鼻子对着乳头，利于将乳头含在口中；③宝宝的身体贴近妈妈，与妈妈面对面；④宝宝的头、颈部得到支撑。每次哺乳，都要求宝宝充分吸吮妈妈的乳房，之后如仍未吃饱，可以用奶粉等补充，但不能本末倒置。喂完奶后，为了防止宝宝吐奶，要将宝宝抱起，趴在妈妈的肩上，轻轻拍拍宝宝的后背，让宝宝打出奶嗝来。

5 增加哺乳次数

乳房是"智能器官"，用进废退。也就是说，宝宝越多吸吮乳房，乳房产奶就越多；而吸吮次数少，比如妈妈们只在乳房胀的时候喂宝宝，会使母乳产量减少。延长喂奶间隔时间，就是在模拟回奶的过程。

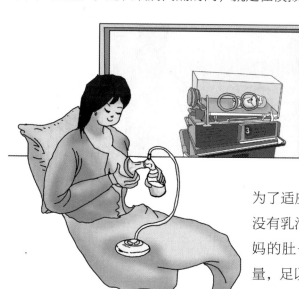

有的妈妈担心自己生产后前几天没有奶水，又不给宝宝加喂奶粉的话，会饿着宝宝。其实是妈妈们过虑了。刚出生的宝宝胃容量很小，就是为了适应妈妈产后头几天乳汁少或没有乳汁的状态。而且，宝宝在妈妈的肚子里已经储备了足够的能量，足以应对最初几天的少量初乳喂养。对于早产儿，尤其是小体重早产儿，本来就在肠外营养或少量肠内营养阶段，并不需要大量母乳。但是母婴分离状态下，妈妈要注意使用吸奶器刺激泌乳、排空乳房，使用频率与直接哺乳相同。

 小贴士

产后早期刺激泌乳的过程是动态的、可逆的，也就是说，虽然妈妈们在分娩后即按照我们的要求去尽早、频繁地让宝宝吸吮乳头，乳汁产生充足，但是一旦稍微懈怠，就可能前功尽弃。所以，在整个哺乳期，"多喂多吸"都是必要措施。

6 适度热敷

乳房柔软、没有胀感的乳汁不足的妈妈们，可以用热水袋、热毛巾外敷乳房，或热水淋浴刺激乳房，热敷后配合手指揉搓、提拉乳头。轻柔地按摩乳房，可以帮助妈妈建立喷乳反射，增加乳汁分泌量。配合饮用热水，可以提高按摩效果。

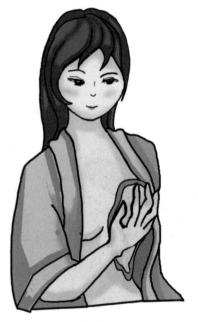

热敷

小贴士

在"妈妈篇"《乳汁淤积、急性乳腺炎》的注意事项中，我们建议大家，如果不能有效排空乳汁，就不要热敷乳房，以免热胀冷缩后，更多乳汁淤积在乳腺导管中，加重症状。在这里，热敷也只适用于没有胀感的乳房，若乳房饱胀，则要谨慎使用热敷方法。

⑦ 规律喂养

妈妈和宝宝要在彼此的接触过程中逐渐摸索哺乳的规律。我们建议，月子中要按需喂养，即宝宝随时饿了随时吃，到月子末期，可逐渐向按顿喂养过渡。一般建议满月后的宝宝白天间隔 2 小时左右，晚上间隔 3 小时左右吃奶 1 次。随着宝宝月龄增加，吃奶的间隔时间可逐渐拉长，最终像大人一样，一日三餐。这种规律喂养方式，不仅是宝宝逐渐长大的标志，也能帮助宝宝建立有序的消化吸收功能，促进宝宝的身体健康发育。

在哺乳时间的选择上，我们建议妈妈们根据自家宝宝的作息规律，结合哺乳间隔时间的要求，合理安排哺乳时间，使日、夜"无缝衔接"，以尽可能减少妈妈夜间起身喂奶的次数，保证妈妈的完整睡眠。比如说，2 月龄的宝宝 6 点睡醒，20 点入睡，那么白天的哺乳时间可安排在 7、10、13、16、19 点，而晚上则在 23 点及凌晨 3 点左右进行 2 次哺乳，就可以与下一个白天衔接。

每个宝宝的作息规律都是不同的，所以喂奶时间也不尽相同，但相同月龄的宝宝的吃奶间隔时间是大致相同的，所以，对所有的宝宝都要求有规律的哺乳。需要注意的是，随着宝宝月龄不断增长，哺乳间隔时间也会越来越长，如果妈妈们不随之调整，仍然按照最初的喂养频率哺乳，就会导致宝宝厌奶、积食，甚至出现腹泻、便秘、高热等症状。

宝宝的日常活动量非常小，对食物的消耗速度也比较慢，爸爸妈妈们可以帮助宝宝增加运动量，促进消化。比如爸爸妈妈们给宝宝穿上宽松、暖和的衣服，平放在床上，握宝宝脚踝，使两腿交替做屈膝、蹬腿动作，反复数次。这不但是锻炼宝宝腿部肌肉力量的方法，还能帮助宝宝消耗吃下的食物，让宝宝有欲望进食下一餐饭。

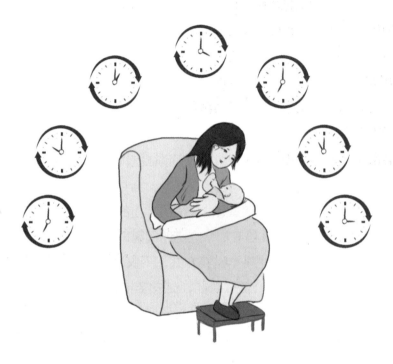

 小贴士

关于宝宝腹泻、便秘、高热、积食等症状的按摩调理，在"宝宝篇"《婴儿常见疾病的按摩调理》一书中有详细介绍。

8 有效吸吮

要想完成规律喂养，让宝宝摄入的能量能够维持到下一次吃奶，就必须让每次吃奶都是有效的。

什么是有效吸吮呢？

（1）宝宝吸奶时，含的应该是妈妈的乳晕而并非是乳头，而且嘴巴要张得很大，上下嘴唇外翻，以利于吸吮时对乳晕的推按。

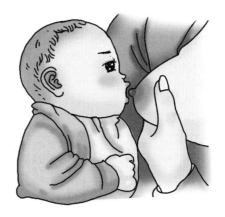

张口

 小贴士

新生儿的口腔两侧颊部有较厚的脂肪层，使颊部隆起，俗称"螳螂嘴"，又称"吸奶垫"。有人在新生儿不肯吃奶的时候，去挑割"吸奶垫"，这会引起口腔炎，甚至发展成败血症。

（2）宝宝的两颊应该鼓起，而非凹陷，宝宝的下巴应该和妈妈的乳房贴得很近。妈妈只有听到宝宝吞咽东西的声音，才证明宝宝真的吃到了乳汁。若只是听到很响的"啧啧"声，往往代表宝宝虽然卖力吸吮，但没有实际吸到乳汁。

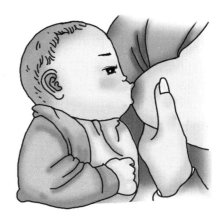

吸吮

在新生儿的牙龈上有一些灰白色的小颗粒，俗称"板牙"或"马牙"。板牙不会妨碍新生儿吸吮，也不会影响日后出牙，切勿挑、刺，以免发生感染。板牙会自然消失，不需要处理。

（3）要在规定的时间内完成一次哺乳。除了刚出生的宝宝需要频繁吸吮乳汁外，其他各月龄的宝宝都要在规定的时间内完成哺乳，一般一次哺乳时间 30 分钟左右，其中 2/3 左右的时间在吃，1/3 左右的时间在休息。在喂养过程中，妈妈们要注意观察宝宝的反应，比如宝宝的嘴离开乳头，可能只是想休息一下，或者好奇地想观察一下周围的环境，这时不要停止哺乳。听说过"使出吃奶的劲"这句话吧？可见吃奶是很累的！若宝宝吃奶过程中睡着了，妈妈可以用搜宝宝耳朵、打宝宝脚心或者把乳头从宝宝嘴里抽出等方式，把宝宝叫醒，令其继续努力吃奶。当采取多种方式都无法叫醒宝宝，而规定的哺乳时间又到了的时候，妈妈要果断结束哺乳，不要让宝宝长时间含着乳头，以免发生乳头的感染。

（4）每次哺乳都至少要让宝宝充分吃空一侧乳房。有些妈妈每次喂奶时都会让宝宝分别吸吮两侧乳房，以为这样既能让宝宝吃饱，又避免了只吃一侧乳房时造成的另一侧乳房无法排空。但这时就会出现宝宝虽然吃了两侧乳房内的乳汁，反而吃不饱、饿得快。为什么呢？还记得前面讲过的，乳汁分为前奶和后奶吗？是的，就是因为双侧喂养时，宝宝只吃到了双侧乳房内质地清稀的前奶部分，而没有摄入足够的脂肪，因此只吃了个"水饱"，肯定饿得快。

小贴士

前奶比较稀薄，其中含有较多的蛋白质和水分，而后奶外观颜色较白并相对稠厚，富含有较多脂肪、乳糖、微量元素和营养素，能提供热量，让宝宝感觉吃饱。另外有些妈妈把前奶排掉，只给宝宝吃双侧乳房的后奶，这也是错误的。缺少了前奶中的水分，又没有给宝宝额外补水，宝宝就会出现缺水、上火的表现。

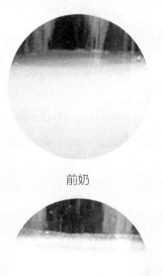

前奶

后奶

小贴士

喂奶的过程中，妈妈要留心观察宝宝有无吞咽的动作，或者听到宝宝咽水的声音，否则，就可能造成无效吸吮，即使妈妈乳汁充足，也不足以喂饱宝宝。另外，如果宝宝始终耐心地含着乳头做吃奶的动作，就说明宝宝是可以吃到乳汁的，因为宝宝是不可能乐意白费力气的，此时的妈妈们便可以稍稍放心些了。若宝宝没有充分吸空乳房，要在结束哺乳后用手或吸奶器将残存乳汁排出，以免发生乳汁淤积或哺乳期急性乳腺炎。

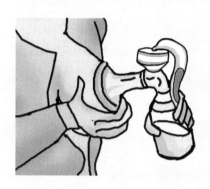

9 充分休息

曾经有位妈妈因为乳汁不足来找我治疗，她的营养状况很好，但是问诊的过程中，我发现她睡眠极少。家人给她请了 24 小时的月嫂，想让她有充足的时间休息，但她却 10 分钟醒一次，看看月嫂有没有虐待她的宝宝。如此睡眠不足，自然会影响到乳汁的分泌与排出，同时，这也是产后情绪异常的一个表现。有研究表明，催乳素在夜间的分泌量是白天分泌量的 10 倍，所以很多新妈妈是在一觉醒来后发生乳房胀痛、乳汁淤积。也正因如此，妈妈们保证充足的睡眠对高质量的哺乳意义重大。

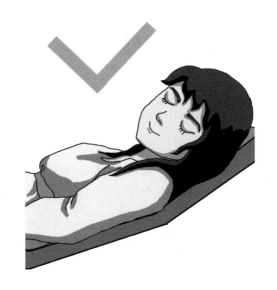

很多妈妈会说，晚上都要起来喂奶，怎么可能有很好的休息呢？确实，当妈妈后，休息的时间会少很多，尤其是头几天，手忙脚乱是肯定的。我们建议妈妈们要注意调整宝宝的作息时间。宝宝一天当中的大量时间都是用来睡觉的，尤其是月龄较小的宝宝。但是很多宝宝的睡眠时间集中在白天，而把所有的清醒时间都留在了晚上，这严重影响大人的生活，甚至会让四邻不安。很多时候，妈妈们用频繁哺乳来制止宝宝夜间哭闹，这又导致了夜奶频繁的问题。因此，妈妈们要努力让宝宝与大人同步作息，避免睡"颠倒觉"。而且，要尽量在月子里就完成这一调整工作。这不但有利于宝宝健康成长，还有利于妈妈产生充足的乳汁。

⑩ 情绪舒畅

有的妈妈感到喂奶太麻烦、太累，有的妈妈担心哺乳后影响形体美观，还有些妈妈总是认为自己的乳汁不足以喂饱宝宝。在各种复杂、焦虑的情绪作用下，妈妈的乳汁可能会越来越少，最终可能真的不能满足宝宝的需求了。

在哺乳期间，家庭成员尤其是宝爸的支持对妈妈格外重要。全家人要努力给妈妈创造舒适的生活环境，让妈妈多休息，恢复体力。同时要消除妈妈的顾虑，安抚她们焦虑的情绪，保持愉快的心情。

在"妈妈篇"《乳汁淤积、急性乳腺炎》一书中，我们曾经讲到，乳汁分泌与神经中枢关系密切，过度紧张、忧虑、愤怒、惊恐等负性情绪，会让乳汁中产生一种叫去甲肾上腺素的物质，进入乳汁其实就是一种"毒素"，如果把这种乳汁喂给宝宝，可能会使宝宝出现情绪急躁、脸色发红等症状，并使宝宝的抗病能力下降，轻者会长疮疖、疹毒，重者可能发生感染性疾病甚至死亡。国外有一家机构研究了 600 位体弱多病的婴儿，发现

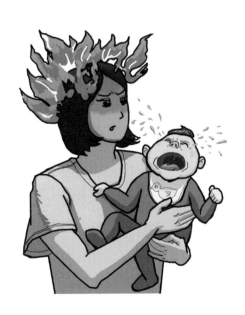

这些宝宝的妈妈们大多在哺乳期曾与家人打闹、生气，而产生的富含"毒素"的乳汁就被宝宝吸收了。我曾经接诊过一位男宝的妈妈，奶水充足，除了喂养宝宝外，还把多余的乳汁储存起来，产后 3 个月的时间内，存了一冰箱，令无数妈妈羡慕。但是，3 个月后的一天，她与家人爆发激烈争吵，结果奶水点滴全无，之后就全凭冰箱里的存货喂养宝宝。类似这样的情况还有很多，如果不能及时纠正，不但会导致乳汁

不足，还有可能会诱发哺乳期急性乳腺炎。

所以，当出现母乳分泌问题时，家人要及时宽慰妈妈，不要再对她施加心理压力；妈妈们自己也要学会调节心理，放松心情，着急只会使情况更糟。而对于怀疑自己乳汁数量和乳汁质量的妈妈们，建议及时寻求医生的帮助，以确定乳汁的状况，不要无端猜忌，杞人忧天。

小贴士

在乳房与中医经络的联系部分，我们曾经讲过，情绪如同控制乳汁排出的闸门，大怒可使闸门关闭，常出现乳汁停止分泌，或已分泌出的乳汁不能排出的情况，影响哺乳。

⑪ 合理饮食

现在的生活条件较之以往已经有极大的改善，因营养不良导致的乳汁不足越来越少，但仍然时有出现。比如有些妈妈平时就节食减肥，饮食以蔬菜、水果为主，身体脂肪含量很低，无法为日后的哺乳储存足够的能量。因此，准备孕育后代的妈妈们，一定要注意均衡膳食营养，多食富含蛋白质的食物，将身体调整至最佳状态。

小贴士

《灵枢·经脉》曰："人始生，先成精，精成而脑髓生，骨为干，脉为营，筋为刚，肉为墙，皮肤坚而毛发长。谷入于胃，脉道以通，血气乃行。"

但是，还有很多乳汁不足是由妈妈饮食物过于油腻导致的。怀孕、生产过程的大量体力消耗，让大家都觉得妈妈"产后虚"，要赶紧补一补。但很多妈妈在喝过各种下奶汤后发现，奶水没有明显增加，自己却不断地发胖，宝宝开始需要补喂奶粉才能吃饱。这是什么原因呢？

中医认为，这是"虚不受补"。妈妈"产后虚"，所以消化能力肯定也差，只能消化粮食类的胃肠道负担轻的食物，就像 1.0 排量的小汽车可以轻松运载 2 个人，但是你要让它去拉 2 吨货物，就肯定是不行的。传统的"下奶汤"普遍是高热量、高营养的食物，对于消化能力很差的妈妈，肯定是沉重的负担，故而难以发挥预期的"下奶"效果。

那么，乳汁不足的妈妈该吃什么呢？我们建议正常饮食即可，不必为了增加奶量而强迫自己吃那些平时不习惯吃的东西。中国人的饮食习惯少肉食、蔬菜、新鲜水果等富含纤维的食物及米、面等碳水化合物因其易吸收、好代谢的特点，更有利于提高乳汁的质量。如果妈妈想喝肉汤，一定把油吸干净，而且喝了一两次没有增加奶量的效果就不要喝了，喝后发生乳汁淤积更不能再喝了。

妈妈们可以在三餐中增加小米粥。古代医书记载，小米有补脾胃的功效。为什么呢？中医讲五脏、六腑、五色、五味等都与五行相对应。小米是黄色的，从五脏论，黄色入脾；小米味甘，从五味讲，甘能补脾；脾脏、胃腑同属

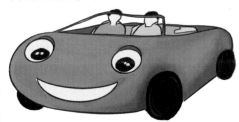

五行之土，所以小米能健脾和胃温中。因此，通过进食小米粥，可以改善新妈妈产后体虚的状态。

自然界							五行	人体							
五音	五味	五色	五化	五气	五方	五季		五脏	五腑	五官	五体	五华	五志	五液	五声
角	酸	青	生	风	东	春	木	肝	胆	目	筋	爪	怒	泪	呼
徵	苦	赤	长	暑	南	夏	火	心	小肠	舌	脉	面	喜	汗	笑
宫	甘	黄	化	湿	中	长夏	土	脾	胃	口	肉	唇	思	涎	歌
商	辛	白	收	燥	西	秋	金	肺	大肠	鼻	皮	毛	悲	涕	哭
羽	咸	黑	藏	寒	北	冬	水	肾	膀胱	耳	骨	发	恐	唾	呻

 小贴士

小米粥要熬得黏稠而不干，妈妈利用小米补虚的同时，还能增加水的摄入量。

那么鱼、虾、肉、蛋、奶还能吃吗？

答案是可以的，但食用要适量。丰富的营养、合理的饮食搭配，有利于妈妈身体快速复原，但是过于高蛋白、高脂肪的饮食会增加妈妈胃肠及肝肾的负担，反而会对身体恢复起反效果。所以，妈妈们根据自己的身体状况，适量进食上述高蛋白食物即可。尤其需要告诉妈妈们的是，如果平时没有吃鱼虾、喝牛奶的习惯，就不用为了产奶而特意去吃，或勉强自己吃，一是可能会加重身体负担，二是会因为突然摄入这些高蛋白而出现过敏反应。

新鲜的蔬菜和水果对妈妈们身体恢复和泌乳有益。蔬果中的粗纤维还可帮助妈妈们规律排便。但吃水果有以下注意事项：①不要吃太多偏寒凉性质的水果，如梨、西瓜；②可以在饭后或两餐间吃些水果，减轻消化道的负担；③刚从冰箱拿出来的或冬天刚拿进房间、摸上去凉的水果需静置至常温后，或把水果切成块，用开水烫一下再吃；④注意清洁，避免发生腹泻。在临床上，我经常对我的病人们说，去买菜市场最便宜的菜和水果吃，因为这些便宜的都是"当季当地"的蔬菜水果，是顺应四时的产物。曾经有位宝妈听说吃榴梿能下奶，于是就在生下二胎后，一天吃了一整个榴梿，结果奶量没增加，但直到产后2个月，还时不时地出现口腔溃疡、便秘等上火症状，乳腺也总是堵塞。可见，榴梿这种"热带果王"还是不太适合北方人的体质。

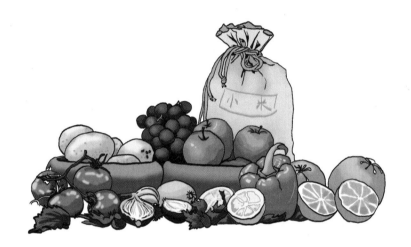

小贴士

在妈妈吃水果期间哺乳，如果宝宝出现泡沫样腹泻，可能与水果寒凉有关，这时要暂时减少或停止水果的摄入，或者将水果加热后再吃。

另外，性质辛辣温燥、容易上火之物，如大蒜、辣椒、胡椒、茴香等食物及调香料，山楂、香椿、韭菜等可能回奶的食物，母鸡、雪蛤、燕窝、海参等补养之品，也不建议乳汁不足的妈妈食用。

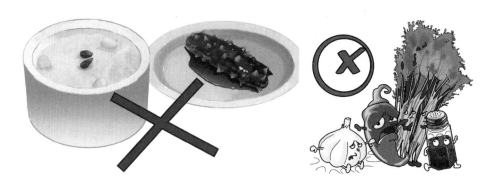

小贴士

《黄帝内经·素问》中提出了"五谷为养，五果为助，五畜为益，五菜为充，气味合而服之，以补精益气"的饮食调养原则。

⑫ 正确饮水

水是生命之源，对于哺乳期的妈妈，此话尤其重要。

我们刚刚已经告诉了各位妈妈，不要喝太多下奶汤，不要吃太多高蛋白、高脂肪、高热量的食物，过量食用这些食物不但不会增加奶量，还会导致乳汁稠厚，排出困难，导致乳腺导管的堵塞。

那么，产后该喝点什么呢？

水，被推到了最重要的位置上。

关于产后要不要喝水、怎么喝水、喝多少水的问题，至今也是众说纷纭，莫衷一是。根据多年来的临床经验，我们把产后喝水的相关问题总结如下：

首先，产后要喝水。

产后，新妈妈们会大量出汗，同时，宝宝吃奶也会使妈妈丢失水分，所以妈妈在哺乳时常会感到口渴，这时就要注意补充水分。喝水是最简单的补水方式。

小贴士

母乳中80%是水分，母体水分充足才能让乳汁量足。

其次，什么时间喝水。

产后要尽早喝水，千万不要等到感觉口渴再补充，因为口渴已是身体严重缺水发出的求救信号了。另外，在宝宝吃奶的过程中，妈妈也要喝水。妈妈一边哺乳一边补水，就能让乳汁源源不断地流出。我常常建议我的病人们，在家中的各个房间都放置一个水杯，保证妈妈随时随地都能喝上水。

小贴士

产后还有很多妈妈会喝些红糖水，这是可以的。中医认为红糖有活血化瘀的作用，可以帮助新妈妈们尽快排净恶露，完成子宫复旧。而且红糖在活血的同时还有补血的作用。因此，只要新妈妈血糖水平正常，就可以喝红糖水，但同样要注意量的把握。

第三，怎么喝水。

水是最佳的零热量饮料，对于健康的哺乳期妈妈来说，每天至少要喝8

杯水，即 2000~3000 毫升左右。有的妈妈说我每天喝水量比这多多了，但奶水也没见增加。原因可能是喝水方式不对。我们要求的喝水方式是少量多次，频频啜饮，像品茶一样的饮温开水。理由很简单，一块干到龟裂的土地，如果短时间内下一场大雨，雨水就会变成水流，从地面流走，雨后地面依然干裂。只有绵绵细雨下一天，雨水才能渗透到土地深处，才能彻底解决土地的缺水问题。人的身体是同样的道理啊！

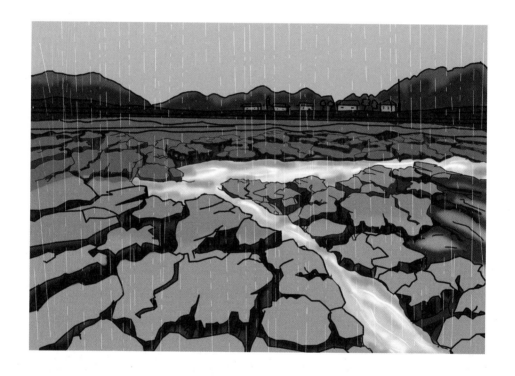

此外，喝豆浆也可以帮助妈妈补水。而且豆浆中含有的蛋白质还对妈妈和宝宝的身体健康有益。大豆中含有的大豆异黄酮有"植物雌激素"之称，每 100 克豆浆含蛋白质 4.5 克、脂肪 1.8 克、碳水化合物 1.5 克、磷 4.5 克、铁 2.5 克、钙 2.5 克，以及维生素、核黄素等，这些都比牛奶中含量要高，可以增加乳汁的分泌量。妈妈生完宝宝后容易贫血，喝豆浆让妈妈气色红润，宝宝也可以吸收其中的维生素，好处多多。我们可以看到很多完全素食的妈妈并不会营养不良，也不会乳汁的分泌量少，而且她们哺养的宝宝的成长也与正常饮食母亲哺养的宝宝没有差异，可见，素食不会让母乳质量变差，这在很大程度上是因为素食妈妈往往吃很多豆制品。

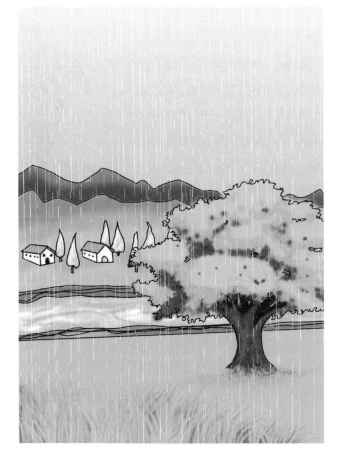

小贴士

　　需要注意的是，豆浆必须煮熟再喝，因为未熟的豆浆含有有毒物质，会导致蛋白质代谢障碍，引起中毒症状。要喝自己磨的豆浆，而且一次不要饮太多，否则易引起蛋白质消化不良，出现腹胀、腹泻等不适。也不要空腹饮用豆浆，可同时搭配面包、馒头等淀粉类食品。磨好的豆浆可不必过滤豆渣，适当的摄入含有豆渣的豆浆，能增加粗纤维，促进肠道蠕动，帮助改善产后便秘的症状。

适量喝米酒也能促进血液循环，增加产奶量。但这与地域和个人习惯有关，本身没有饮酒习惯或不胜酒力的妈妈可以不喝。而且一定要适量饮用，否则会造成宝宝嗜睡或烦躁，长此以往容易影响宝宝的智力发育。

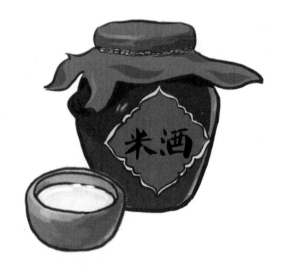

红豆中丰富的铁质可增强妈妈的抵抗力，促进乳汁分泌；冬瓜汤有很好的利尿、消水肿的作用，对新妈妈们产后复原有很好的效果；丝瓜可以通乳络，促进泌乳，因此，妈妈们可以常喝红豆汤、冬瓜汤、丝瓜汤等。

但浓茶、咖啡就不太适合妈妈们喝了。浓茶中含有的鞣酸会被黏膜吸收，进而影响乳腺的血液循环，使乳汁分泌减少；咖啡中的咖啡因还可通过乳汁进入宝宝体内，容易使宝宝发生肠痉挛，出现无故啼哭的现象。

13 关于乳旁加奶

如果妈妈乳汁量不足，又不想给宝宝使用奶瓶，那么就可以用乳旁加奶装置帮助哺乳。通过乳旁加奶，既能保证宝宝吃饱，又能避免因使用奶瓶而出现乳头错觉，还能增加宝宝吸吮乳房的次数，促进泌乳。

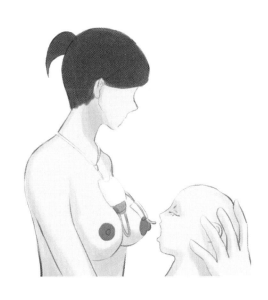

乳旁加奶器在各个母婴用品店都能买到，妈妈们需要掌握其使用方法。

乳房加奶器主要由一个储奶容器和一根柔软的细管组成。使用时，可以在储奶容器中倒入母乳或配方奶，然后将软管的一端连接储奶容器，另一端紧贴在乳头部位固定。宝宝含接乳头时，将软管一并含入口中，在完成对乳房、乳头的吸吮刺激的同时，还获得了额外的乳汁，不但能确保宝宝吃饱，还能使宝宝乐于继续刺激乳房泌乳，一举两得。

乳旁加奶器的使用也有一些技巧，比如要注意调节储奶瓶位置，使其出口与乳头在同一水平线上；导管头端要超过乳头前端2~3毫米，并用胶带固定；要根据宝宝吸吮时的反应调节装置内的乳汁流速，以免流速过快导致宝宝呛咳；使用配方奶时，要注意充分混匀，以免未充分溶解的奶粉堵塞导管；使用乳旁加奶器前要鼓励宝宝直接吸吮乳房，如果宝宝只吸导管而不吸乳头，则要缩短导管长度，使其不超过乳头前端。

乳旁加奶器只能短期使用，一旦妈妈的乳汁产量增加，要尽快减少或停止使用，而转换到直接哺乳。

⑭ 关于吸奶器

当哺乳期的妈妈需要长时间外出或开始上班后，吸奶器就成了必不可少的工具。但各种样式的吸奶器都只能尽力模仿宝宝的吸吮。因此，即使使用吸奶器时看不到乳汁流出，或流出量很小，也并不代表乳房内的乳汁少，这是由吸奶器的先天缺陷导致的。

同时经历过宝宝吸吮及吸奶器泵奶的妈妈会有体会，宝宝吸吮时，嘴唇会先推按乳晕，然后才是回抽，妈妈的乳房会非常舒服；而用吸奶器时，却不可能做到对乳晕的推按，只是单纯的抽吸，妈妈们为了多吸出奶水，还会加大吸力，很多妈妈的乳头都被吸奶器损伤过，曾经有位妈妈的乳头被吸奶器吸出来一个覆盖整个乳头的水泡，严重影响宝宝吸吮。

有的妈妈使用吸奶器是为了了解自己的产奶量，她们详细记录每一次吸出的奶量，任何一点奶量的减少都会让她们忧心忡忡，其实这种担忧是非常多余的。我们说过，最简单有效的判断乳汁不足的方法就是观察宝宝

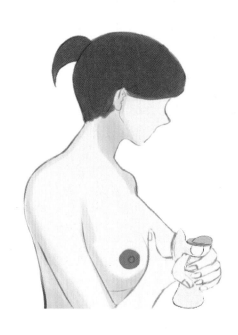

大、小便的质、量和身高、体重等发育指标，而不是妈妈产了多少毫升的母乳。就像女性每个月都要有月经一样，我们很难用精确的数字去衡量月经量的多少，但我们可以根据月经周期长短、月经期长短、月经后有无贫血症状等其他指标来间接判断月经是否正常，这与判断母乳产量是否足够，道理是一样的。

还有的妈妈为了应对上班后的宝宝喂养问题，会在每次哺乳后，用吸奶器再吸出

一些奶冷藏起来。我们不建议为了储奶而刺激乳房分泌乳汁。我们都知道买奶粉时要根据宝宝的月龄选择不同阶段的产品，那么乳汁也是一样的，乳房会根据不同月龄宝宝的生理需求调整乳汁的成分，用低月龄的乳汁喂养高月龄的宝宝，有可能会造成宝宝缺乏某些营养元素，影响身心发育。

所以，建议妈妈们不要根据吸奶器吸出的奶量判断自己的产奶量，徒增自己的苦恼。我常跟我的病人们说，吸奶器吸不出来的奶，我的手能推出来；我的手推不出来的时候，乳房内残余奶可能还够宝宝吃10分钟。

用吸奶器时，有时吸出的奶水会掺杂有少量的血色，这往往是吸奶器力量太大，使乳腺小血管损伤导致的。这种情况并无大碍，并不影响宝宝吃奶，但是要适当减小吸奶器的吸力，避免继续损伤。而且吸奶器使用时间也不宜过长。关于吸奶器的选购及使用方法，在"妈妈篇"《产后养护》一书中有详细介绍。

⑮ 对乳汁不足要有正确的判断

很多妈妈认为自己乳房不胀就是乳汁不足。通过前面的讲述，我们可以知道，乳房不胀不等于乳汁不足，很多时候乳房没有胀感，是由于不正确的喂养习惯导致的。就像给游泳池蓄水，只开进水管，很快就能灌满，但若同时还开着排水管，那就很难灌满了。

还有的妈妈说别人家都是喂饱宝宝后还能再吸出很多奶，而自己的奶却只够喂饱宝宝的，是不是母乳不足啊？当然不是。乳汁生产出来是为了供应宝宝吃的，而不是为了让妈妈吸出来储存的，所以，供需平衡才是最佳状态，吃饱了还要吸奶，显然是供大于求了。而且，乳房会因为妈妈频繁吸奶而认为自己产量不足，进一步加大马力生产，于是，供求关系日益失衡，一旦不能及时排空，就会导致乳汁淤积和急性乳腺炎。

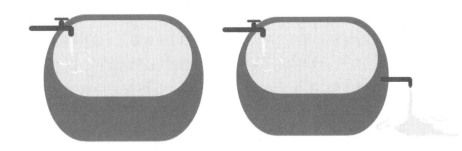

我们有两个简单的判断乳汁是否充足的方法，一是宝宝每日大、小便的量，二是宝宝的生长发育状况。

宝宝的每天大便几次算正常？

因为新生宝宝大肠反射特别强烈，而乙状结肠的容量又小，所以每次吃奶都会造成大肠收缩而排出大便。一般，宝宝在出生后12小时或最晚2天内，会有第一次胎便排出。出生后第1周，每日可排大便4~8次。随着宝宝长大，乙状结肠容量变大，能储存更多的便便，排便次数也就会减少，到4个月时，宝宝每日可排2~3次大便，5个月到1岁，每日排2次左右。

新生宝宝小便次数很多，每天能换一二十次尿布。随着月龄增加，宝宝排尿次数会逐渐减少，而尿量却比原先大多了，甚至能把褥子尿湿。这种排尿次数减少，并不是宝宝缺水，而是其膀胱功能日渐完善，存储尿液的能力提高，且大脑控制排尿的能力也有提升的表现。但是，在夏季，因天气炎热，宝宝出汗量增多，小便次数减少，尿量也不多，伴有嘴唇发干，就要注意补充水分了。

如果宝宝的大、小便次数基本符合上面说的数量，就说明宝宝是吃饱了的。

关于宝宝的生长发育状况，儿童保健健康查体时会有宝宝各个阶段的发育参考值：一般新生宝宝在出生后 1 周左右，由于吃奶量少，又排出胎便、尿，加上水分从皮肤蒸发，机体会丢失一些水分，新生宝宝体重会比出生时下降 100~300 克，这种现象被称为"掉水膘"。正常情况下，在出生后 7~10 天，体重可恢复到出生时的水平，以后体重明显增加。

小贴士

有研究表明，宝宝出生后体重下降不超过出生时体重的 7%，就可以坚持纯母乳喂养。

宝宝的体重会以平均每天 30 克的速度增长，在新生儿时期的 28 天中，体重增长应大于 600 克。如果每日体重增长少于 20 克，或满月时体重增长少于 600 克，就说明新生儿体重增长不良，可能是母乳不足、喂养方式不当或其他原因导致，爸爸妈妈们要积极寻找原因。

小贴士

衡量宝宝生长发育的指标很多，体重只是其中之一，对于体重增长不理想的宝宝，要注意观察身长等指标的变化，看宝宝是不是重点长高，而没有长胖。因为宝宝的身形更多与爸爸妈妈的高矮胖瘦有关。称量宝宝的体重最好是在吃奶前，并可以与上一次称的体重做比较。

16 乳汁不足应早发现，早治疗

妈妈们要注意观察自己的乳房状况及宝宝的发育情况，若有乳汁分泌不足的现象出现，要及早发现，及早治疗。初产后乳汁不足的妈妈，一般在产后15日内干预，效果较好。对于哺乳过程中突然出现乳汁减少的妈妈，也尽可能在2周左右的时间内采取有效治疗措施。若时间过长，乳腺腺上皮细胞就会萎缩，此时，无论采取何种干预方法，往往都难以产生显著的疗效。

⑰ 一旦发现乳房异常，要及时就医

如果妈妈们能够严格执行上述要求，科学饮食，合理喂养，大部分乳汁不足都是可以改善的。但如果在喂养过程中发现乳房局部出现硬块，或伴有体温升高等全身症状，则可能是发生了乳汁淤积或急性乳腺炎等其他乳房疾病，需要参照相应治疗方案，对症处理，或者及时去医院就诊，以免疾病迁延，影响妈妈和宝宝的身体健康。